W0041436

Ich habe keine Lust mehr, leise zu sein

Krautreporter

Martin Gommel

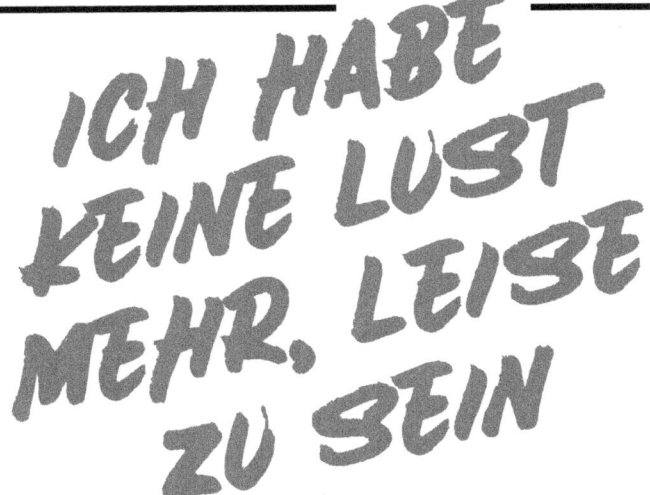

ICH HABE KEINE LUST MEHR, LEISE ZU SEIN

Mein Leben mit
Depressionen

Haftungsausschluss und allgemeiner Hinweis zu medizinischen Themen: Die hier dargestellten Inhalte dienen ausschließlich der neutralen Information und allgemeinen Weiterbildung. Sie stellen keine Empfehlung oder Bewerbung der beschriebenen oder erwähnten diagnostischen Methoden, Behandlungen oder Arzneimittel dar. Der Text erhebt weder einen Anspruch auf Vollständigkeit noch kann die Aktualität, Richtigkeit und Ausgewogenheit der dargebotenen Information garantiert werden. Der Text ersetzt keinesfalls die fachliche Beratung durch einen Arzt oder Apotheker und er darf nicht als Grundlage zur eigenständigen Diagnose und Beginn, Änderung oder Beendigung einer Behandlung von Krankheiten verwendet werden. Konsultieren Sie bei gesundheitlichen Fragen oder Beschwerden immer den Arzt Ihres Vertrauens!

Bibliografische Information der Deutschen Nationalbibliothek: Die Deutsche Nationalbibliothek verzeichnet diese Publikation in der Deutschen Nationalbibliografie; detaillierte bibliografische Daten sind im Internet über dnb.dnb.de abrufbar.

© 2021 Krautreporter eG
Umschlaggestaltung: Thomas Weyres
Lektorat: Susan Mücke
Co-Autorin (Kapitel 2, 3, 4): Silke Jäger
Herstellung: BoD – Books on Demand, Norderstedt
ISBN: 978-3-9820958-6-8

Inhalt

Vorwort

Liebe:r Leser:in,

ich habe mit Vorworten ein Problem. Denn darin tun viele Autor:innen so, als ob sie persönlich einen Brief schreiben, der nur für die eine Person gedacht ist, die gerade das Vorwort liest. Aber das ist natürlich Quark. Dieses Vorwort steht in jeder Ausgabe dieses Buches – und verarschen können wir uns alle selbst. Deshalb werde ich kein Weichspülervorwort schreiben, in dem ich mit viel Pathos deklariere, dass nicht du das Buch gefunden hast, sondern das Buch dich und ich beim Schreiben genau an dich dachte.

Obendrein ist dieses Buch nicht so entstanden, dass ich mir an einem gemütlichen Herbstabend dachte: »Och, Martin, schreib doch mal ein Buch«, mir dann ein halbes Jahr freigenommen und dieses Buch zusammengeschrieben habe. Ganz im Gegenteil. Die Kapitel meines Buches sind Texte, die auf Krautreporter.de erschienen sind und die ich, aufeinander abgestimmt und in Form gebracht, zu einem Buch zusammengestellt habe – auf das ich wirklich stolz bin.

Ich verfolge mit diesem Buch ein Ziel: Ich möchte dafür sorgen, dass das Thema Depressionen gesellschaftlich nicht länger totgeschwiegen und wir Betroffenen ignoriert oder belächelt werden. Denn die harte Realität dieser Erkrankung wird auch heute noch kaum gesehen, geschweige

denn verstanden. Noch immer müssen sich Betroffene anhören, dass sie sich »mal zusammenreißen« oder »einfach
mal wieder positiv denken« sollen. Na super!

Ich bin 1980 geboren und leide seit meiner Kindheit unter
wiederkehrenden Depressionen, die mich insgesamt fünf
Mal in die Klinik brachten.

Und fast jede:r meint zu wissen, wie man Depressionen
wieder loswird. Performance-Coaches geben auf Instagram täglich Ratschläge, die in der Tat mehr Schläge sind,
als vernünftiger Rat. Man müsse nur das richtige Mindset
haben, lese ich oft. Hingegen scheint es nicht besonders geil
zu sein, eine Psychotherapie zu machen oder im Ernstfall in
die Klinik zu gehen. Die Psychiatrie hat immer noch einen
üblen Ruf, der immer dann zum Vorschein kommt, wenn
Leute, um andere zu beleidigen, sagen, sie müssten »sofort
eingewiesen« werden oder gehörten in »die Klapse«.

Ganz ehrlich, mich nervt dieses verdammte Chaos um
eine Krankheit, die mich seit meiner Kindheit begleitet
und die potentiell tödlich ist. Und um mit all den Vorurtei-
len und Missverständnissen aufzuräumen, veröffentliche
ich meine Gedanken nun auch als Buch. Und ich hoffe,
dass sich Betroffene und Angehörige in meinen Worten
wiederfinden können und sich vielleicht sogar ein bisschen verstanden fühlen.

Martin Gommel

Teil 1

An Depressionen erkranken

Ich werde nicht mehr schweigen

Ich habe wiederkehrende Depressionen. Über diese Krankheit wird zu viel geschwiegen. Deswegen habe ich dieses Buch geschrieben. Es könnte laut werden.

Wir Depressiven glauben, dass wir anderen zu viel sind, dass wir anstrengend sind. Wir wissen, dass unsere Krankheit auch unser Umfeld betrifft, und wir haben deshalb oft ein schlechtes Gewissen. Es ist uns völlig klar, dass wir nicht der glitzernde Stolz der Familie sind. Wenn wir dann noch zu hören bekommen: »Es reicht jetzt auch wieder«, oder: »Dann denk doch mal an was Schönes«, dann reicht es wirklich. Nämlich uns.

»Sich mit Depression ›mal zusammenzureißen und positiv zu denken‹, ist wie ein Pflaster auf einen offenen Knochenbruch zu kleben.« Das schreibt eine Kommentatorin unter einem meiner Facebook-Posts und sie hat recht. Solche Sätze führen auch dazu, dass Menschen wie ich sich weder gesehen noch gehört fühlen.

Aus meinen Gesprächen mit Klinik-Mitpatient:innen – ich war insgesamt fünf Mal über einen längeren Zeitraum in der Psychiatrie – weiß ich, dass die meisten von uns Probleme damit haben, eigene Bedürfnisse vor anderen zu äußern. Deshalb werden wir sehr, sehr leise. Wir hören an einem Punkt in unserem Leben auf zu reden, aus Angst davor, wieder einmal die Spaßbremse zu sein.

Viele Menschen mit meiner Krankheit wollen um jeden Preis keiner Menschenseele zur Last fallen.

Wir haben einen intrinsischen Reflex, besser nicht zu sagen: »Kannst du die Musik leiser machen, mir ist das zu laut«, oder: »Nein, ich möchte nicht, dass du mich heute in der Klinik besuchst«. Wir schaffen das nicht, weil unser Selbstbewusstsein kaputt ist.

Nun hat die Gesellschaft in der Corona-Pandemie erlebt, wie es ist, sich zu isolieren und Kontakte zu meiden. Das ist für niemanden schön. Und ich sags mal so: Welcome to my world. In meinen depressiven Episoden mache ich genau das. Rückzug, Isolation, Kontaktabbruch.

Und das ist nicht mein spezielles Problem, sondern gehört zu den Symptomen unserer Krankheit. Wir werden dann so leise, dass sich manche fragen, ob wir überhaupt noch leben. Und das betrifft nicht nur unser direktes Umfeld, sondern auch Social Media.

Wir sehen auf Instagram und Facebook die lachenden Gruppenselfies, wir lesen superironisch-lustige Tweets, wir sehen die (scheinbare) glatt gebügelte Glückseligkeit familiärer Sommerausflüge. Diese Seite von Facebook und Instagram ist auch für die meisten Menschen ohne Depressionen schwierig und unrealistisch, weil Leute nur ihre besten Momente teilen und somit den Eindruck erwecken, ihr Leben bestünde nur aus Perlen.

In einer Depression wirken all diese Dinge noch schöner, noch perfekter, noch fantastischer, weil sie im diametralen Gegensatz zu unserem empfundenen Alltag stehen.

Und wir haben dazu einen Scheiß beizutragen.

Wir können bei diesem Tempo nicht mithalten und im Angesicht des LOVE IS THE ANSWER MY LIFE IS SO VEGAN FOREVER ME AND MY BOYFRIEND DOING YOGA LOOK AT MY NEW SNEAKERS YOLO GLITZER PENG! anderer verschlägt es uns die Sprache.

Wir erleben nicht nur physische und emotionale, sondern auch eine verbale Isolation

Es ist schwer, unseren brennenden Schmerz oder die zersetzende Leere in adäquate Worte zu fassen. Es ist leichter zu sagen: »Ich habe mir die Schulter ausgekugelt«, als: »Mein Herz ist gebrochen.«

Viele psychisch nicht-kranke Menschen gehen davon aus, dass wir den Schmerz nur emotional fühlen – doch das ist falsch. Zu Beginn einer depressiven Episode tuts weniger weh, mir die Hand zu verbrennen, als die unfassbare Trauer und die kalte Ohnmacht, das Zerrissensein. Es hat

einen verdammt guten Grund, warum wir es wochenlang nicht schaffen, aufzustehen und uns ein Butterbrot
zu schmieren. Wir können wirklich nicht, unser Körper
ist so schwer, so taub.

Zurück zur sprachlichen Isolation. Diese äußert sich in
unserem Nicht-Kommunizieren – auch im Netz. Deshalb
sieht die Gesellschaft, das Internet, äußerst selten, was
uns wirklich bewegt. Wir sind still und leise. Ununterbrochen grübeln wir darüber nach, ob es jetzt komisch
war, dass wir mutig waren und »nein« gesagt haben, als
Manfred und Dirk uns aufs Straßenfest eingeladen haben.
»Dann kommst du mal raus – und ein paar Bier schaden
dir doch auch nicht, oder?! Jetzt lach doch mal! Paaarty,
olé!«

Ist klar, ihr Flamingos.

In meinem Fall wird jeden Tag ein Gefühl getriggert, an
das ich mich schon so sehr gewöhnt habe, dass es mir nicht
mal mehr als etwas Besonderes auffällt: Ich habe Angst
davor, online bloßgestellt zu werden. Ich habe Angst vor
einem Call-Out, vor einem Shitstorm. Mein schlimmster
Tag ist der, an dem ich einen Tweet absetze und nicht be-
merke, dass daran jemand Anstoß nimmt und ich dann
dafür von Tausenden Menschen online zurechtgewiesen
werde.

Und ich sage euch auch, woher das kommt.

Meine Kindheit war ein einziger Shitstorm

Ich war in meiner Kindheit der Schuldepp. Ja, das ist richtig. Nicht der Klassendepp, sondern der Schuldepp, das ist nochmal ein paar Etagen tiefer. Ich wurde jahrelang gemobbt, und irgendwann auch geschlagen. Von Schulkameraden. Und ja, es waren immer Jungs, die mich verdroschen haben.

Gommel war in meiner Jugend ein Schimpfwort. Kannst du dir das vorstellen? An einigen Tagen war das erste, was ich in der Schule bemerkte, ein gestelltes Bein und lautes Gelächter. HAHA, DER GOMMEL!

Kurz gesagt: Meine Kindheit war ein einziger Shitstorm. Dieses Trauma hat sich so stark in mir festgesetzt, dass ich es auch heute noch spüre. Und zwar genau dann, wenn ich in einem größeren Kontext etwas sagen möchte. Ich habe zwar gerne eine große Klappe, aber ich habe auch Angst davor, abgelehnt zu werden. Manchmal mache ich mir Stunden nach einem Gespräch noch Gedanken darüber, was die anderen jetzt von mir denken.

Im Therapeutendeutsch spricht man hier vom Grübeln. Das Schlimme daran ist, dass es immer destruktiv und von Selbstzweifeln durchsetzt ist. Du hängst in einer Worst-Case-Gedankenschleife fest und kommst einfach nicht raus.

Um Grübeleien zu vermeiden, bin ich im Alltag lieber still

Ich sage dann Dinge, die nicht anecken und gehe Konflikten aus dem Weg. Mir ist auch aufgefallen, dass ich dann auf Social Media immer wieder gefällig werde und mich nicht traue zu stören, laut zu sein, mich bemerkbar zu machen. Ich werde dann zum Super-People-Pleaser, ich passe mich an und benehme mich. Artig und brav.

Johannes, mein Therapeut meint dann oft: »So, und zur Übung machst du genau das, wovor du am meisten Angst hast.« Freiheit durch Konfrontation. Und das funktioniert bei mir. »Nur, wenn du das machst, wovor du Angst hast, und spürst, dass du es überstehst, wirst du weiterkommen.« Feel the fear – and do it anyway.

Und deshalb schreibe ich das hier in diesem Buch, denn ich habe schlicht und ergreifend keinen Bock mehr auf das Vorurteil, dass Depressive anderen nur zur Last fallen. Ich habe keinen Bock mehr darauf, leise zu sein und niemanden zu stören. Ich möchte laut sein, Probleme ansprechen und vor allem: meine Krankheit zum Thema machen, gemeinsam mit anderen – ohne Silver Lining, ohne permanent sprachlich auf die Bremse zu treten.

Jetzt ist es Zeit für mich, laut zu werden

Ich möchte, dass wir über das Stigma sprechen, das Etikett, das fucking Schild, das alle tragen, die in der Psychiatrie Schutz suchen. Ich möchte, dass psychische Krankheiten zum politischen Thema werden – und nicht nur dann, wenn ein Nazi einen Terroranschlag verübt und sofort darauf spekuliert wird, dass der Einzelfall übrigens psychotisch ist, Stimmen hört und seine Tabletten nicht genommen hat.

Ich möchte eine neue Sprache für den ganzen Psychoscheiß, der so furchtbar altbacken klingt und mit elitären Stereotypen überzogen ist.

Wir verlieren permanent Menschen, die nicht mehr leben wollen. Liebe Leute, diese Menschen fehlen uns und das sind keine Nummern. Das sind deine Freund:innen, meine Brüder, unsere Eltern, deine Vorgesetzten, und vielleicht sogar unsere Kinder. Was muss denn eigentlich noch passieren, damit Menschen kapieren, dass Depression kein Schnupfen ist?

Wie das alles zu schaffen ist? Keine Ahnung. Ich möchte keinen Verein gründen und ich möchte auch keine lustigen Sprüche auf T-Shirts drucken. Aber: Ich möchte laut werden.

Dieses Buch dient auch meiner sprachlichen Ermächtigung und das tut gut. Und ich werde heute nicht darüber nachdenken, ob ich damit anecke, oder nicht.

Erstarrt

Zuerst schien mich meine Krankheit in den Abgrund zu reißen, dann begann ich, um mich selbst zu kämpfen.

»Hallo, Herr Gommel. Können Sie mich hören?« Das Gefühl, aus meinem Körper austreten und mich auflösen zu wollen, hatte mich völlig eingenommen an diesem warmen Herbsttag, bevor meine Partnerin den Krankenwagen gerufen hatte. Eine ganze Stunde war ich im Wohnzimmer auf- und abgelaufen, während in mir ein Orkan aus Schuldgefühlen und Wut wütete. Ganz viel Wut. Auf mich selbst.

Ich wollte raus aus meinem Körper. Raus aus diesem Leben. Ich wollte, dass er aufhörte, dieser unerträgliche Schmerz meiner Existenz, jeder Atemzug fühlte sich an, als würde ich giftige Gase inhalieren. Ich wollte, dass die verdammte Uhr an der Wand aufhört zu ticken. Dass. Alles. Stehen. Bleibt.

Und dann kam die Starre, die sich anfühlte, als ob ich zu Stein geworden war. Plötzlich spürte ich nichts mehr, und jede noch so kleine Bewegung kostete mich Unmengen Überwindung. Als die Sanitäter zur Tür hereinkamen, bekam ich davon fast gar nichts mit. Die zwei Herren waren mir genauso egal wie ich mir selbst. »Können Sie mich hören?«, fragte mich die freundliche Stimme einer der beiden Sanitäter noch einmal.

»Natürlich kann ich dich hören«, dachte ich, »ich bin schließlich depressiv und nicht taub.« Doch was ich nicht konnte, war: antworten. Mich bewegen. Ihn ansehen. Die Schockstarre hatte meine Beine zu Blei werden lassen, meine Arme fühlten sich an wie Eisblöcke, kalt und schwer. Ich konnte nicht. Ich konnte gar nichts, nur an die Wand gelehnt auf dem Boden sitzen und weinen, weinen, weinen.

»Herr Gommel, können Sie mal bitte aufstehen?« Der Unbekannte in Uniform redete weiter auf mich ein, ich solle doch mitkommen, damit mir geholfen werde! Irgendwann, gefühlt waren Stunden vergangen, nervte mich dieses An–Mir–Herum–Gezerre so sehr, dass ich nachgab, langsam aufstand und mich zum Krankenwagen begleiten ließ, ein Sanitäter links von mir, einer rechts. Ich kam mir wie ein alter, zerbrechlicher Greis vor, der nicht mehr alle Tassen im Schrank hatte, die Treppe rückwärts heruntergefallen und nun reif fürs Krankenhaus war.

Ich dachte, die Traurigkeit gehört zu mir

Es war ein absoluter Tiefpunkt in meinem Leben – und nicht der erste. Schon in meiner Kindheit hatte ich mit Depressionen zu kämpfen, auch wenn niemand meinen Gefühlen diesen Namen gab. Als Kleinkind war ich in Spieltherapie, ohne zu wissen, weshalb. Für mich war das

Leben schon immer düster, rau und kalt – und ich hielt das für normal. Das ist typisch für Menschen, die unter Depressionen leiden: Viele wissen lange nicht, dass ihr Zustand kein Teil ihrer Persönlichkeit ist, sondern eine Erkrankung. Besonders, wenn Depressionen schon früh im Leben entstehen, ist es schwierig, sie rechtzeitig zu erkennen und zu behandeln.

Mein Weg erschien mir oft hoffnungslos, meine Diagnose niederschmetternd. Heute bin ich zwischen meinen depressiven Episoden sehr glücklich und kann das Leben wirklich genießen. Doch bis dahin war es ein weiter Weg und ich musste vieles ausprobieren, von christlichen Erlösungslehren bis hin zu dubiosen Experimenten mit hochdosierten Vitaminen.

Was ich an jenem Tag erlebte, an dem meine verängstigte Freundin den Notarzt rief, nennt sich psychomotorische Hemmung. Sie kann sich im schlimmsten Fall zur absoluten Bewegungsstarre (»depressiver Stupor« in der Fachsprache genannt) entwickeln, bei der man noch nicht einmal mehr in der Lage ist zu sprechen, zu trinken oder zu essen. Es passiert dadurch, dass deine Gefühlswelt aus dem Ruder läuft. Die Reaktion auf die emotionale Unruhe kann so heftig sein, dass der Körper in eine Art Schockzustand gerät: Du wirst starr vor Schreck, obwohl im Inneren ein Sturm tobt. Die Schlagzahl der emotionalen Reize ist dabei so hoch, dass du die Reize nicht mehr als Einzelereignisse wahrnehmen und verarbeiten kannst. Sie versetzen das vegetative Nervensystem in einen Notfallmodus. Die Muskeln sind dauerangespannt, in extremen Fällen kann man sogar Fieber bekommen und für mehrere Stunden bewegungslos bleiben. So etwas ist ein Fall für den Notarzt. Meine damalige Freundin hat zum Glück rechtzeitig reagiert.

Ich war wie ein Zombie in der Notaufnahme

Die Gefühle, die mich ausknockten, sind typisch für eine Depression: schwarze Stimmung, kein Interesse und keine Freude an irgendwas, extreme Antriebslosigkeit und Erschöpfung. Das sind die Hauptsymptome. Ich hatte sie alle.

Zusätzlich kann man weitere Beschwerden haben, die als Nebensymptome bezeichnet werden. Dazu gehören Konzentrations- und Aufmerksamkeitsstörungen, Gefühle der Wertlosigkeit, kein Selbstvertrauen, Schuldgefühle, ein pessimistischer Blick auf die Zukunft, Schlafstörungen und Appetitmangel. Und obendrein der Wunsch, nicht mehr am Leben sein zu müssen. Auch die meisten dieser Nebensymptome kannte ich. Vor allem konnte ich nicht mehr daran glauben, dass sich mein Zustand jemals bessern könnte. Das ist typisch für meine Krankheit.

Bleiben alle Hauptsymptome und mindestens vier der Nebensymptome länger als zwei Wochen bestehen, spricht man von einer schweren depressiven Episode. Bei einer leichten depressiven Episode findet man jeweils zwei Haupt- und Nebensymptome in dieser Zeitspanne.

Lassen die Beschwerden nach zwei Wochen nicht von alleine nach, sollte man sich medizinische Hilfe suchen, lautet die Empfehlung der Nationalen Versorgungsleitlinie Depression des Ärztlichen Zentrums für Qualität in der Medizin.

Ich war also schwer depressiv.

»Sie sehen aber überhaupt nicht gut aus, Herr Grommel.« Ich konnte das Gesicht des Arztes in der Notaufnahme nicht erkennen, denn ich starrte auf den Boden. Selbst der Umstand, dass er meinen Namen falsch ausgesprochen hatte, war mir egal. Da saß ich nun, in einem kleinen Zimmer der Notaufnahme, in mich hineingekrümmt und mit Tränen im Gesicht. Er hatte die Tür offengelassen, die Scheißtür hatte er offengelassen. Dieses Detail, eine Kleinigkeit im normalen Leben, machte mich jetzt fast wahnsinnig.

»Jetzt erzählen Sie doch mal: Was bringt Sie zu uns?« Siehst du das nicht, Mr. Chefarzt, denke ich. »Ja. Nein. Ich bin falsch hier ...«, antwortete ich flüsternd und meinte damit nicht das Krankenhaus. Ich meinte damit diese Erde, dieses Leben. »Na dann bleiben Sie erstmal bei uns.« »Ich bin hier falsch ...« Die Worte wiederholten sich in meinem Mund, wie ferngesteuert, ich war nicht mehr mein eigener Herr. Ich war nicht mal mehr mein eigenes Ich, sondern fühlte mich wie ein Zombie, halb tot, halb lebendig.

Verdammt. Schon wieder in der Psychiatrie. Du hast die Kontrolle über dein Leben verloren, dachte ich. Doch wie konnte es so weit kommen? War ich wirklich verrückt geworden?

Die Diagnose

Es war nicht mein erster Aufenthalt in der Psychiatrie. Schon 2010 und 2012 war ich wochenlang in Nervenkliniken gewesen – beide Male war ein depressiver Zusammenbruch der Auslöser. So wunderte es mich wenig, als mir am zweiten Tag Stationsärztin und Oberarzt gegenübersaßen, mich ansahen und vorsichtig formulierten, was ich schon wusste: »Sie haben chronische Depressionen.«

Mit anderen Worten: Depressionen, die immer bestehen würden, mein ganzes Leben lang. Mal mehr, mal weniger stark zu spüren, aber nur selten gar nicht. Eine dauerhaft eingetrübte Stimmungslage, könnte man sagen, bei der es schwer ist, einzelne Episoden abzugrenzen, weshalb man jeden Tag neu schauen muss, wie es einem gerade geht. Manchmal gibt es gute Phasen, die wochen- oder monatelang anhalten, aber die schlechten überwiegen meist. Dann fühlt man sich müde, angestrengt, schläft schlecht, grübelt viel, fühlt sich mit dem Alltag überfordert, kommt aber irgendwie zurecht. Nur so richtig genießen kann man nichts. Das fühlt sich weniger nach Krankheit an als vielmehr als normaler Teil der eigenen Persönlichkeit. Kein Wunder, denn diese Form der Depressionen tritt für gewöhnlich früh im Erwachsenenleben auf. Das heißt also, man kennt sich irgendwann kaum noch anders.

Früher schätzte man, dass Depressionen durchschnittlich zwischen dem 35. und 45. Lebensjahr zum ersten Mal auftauchen, heute geht man eher davon aus, dass die Hälfte aller Patienten jünger als 31 Jahre alt ist, wenn sie zum ersten Mal eine depressive Episode erlebt. Die Erkrankung nimmt in den jüngeren Altersgruppen sogar eher zu. Längsschnittstudien aus den 1990er Jahren haben festgestellt, dass insbesondere in der Altersgruppe der 15- bis 18-Jährigen Depressionen häufiger werden. Experten schätzen, dass 15 bis 20 Prozent der unter 18-Jährigen depressive Episoden kennen.

Bei mir ging es früh los. Ich hatte ständig Streit mit allen. Mit meinen Eltern, mit den Nachbarskindern und auch in der Schule. Ich war verunsichert und überspielte das mit falschem Selbstbewusstsein – diese Strategie ging völlig daneben, bis ich eines Tages realisierte: Ich bin der Schuldepp. Ich bin der, den niemand mag, über den sich die meisten lustig machen, auch die Mädchen und auch die, die ich toll fand.

Dauernde Konflikte sind für Kinder offenbar noch stressiger als der Verlust einer Bezugsperson – insbesondere, wenn sie jünger als neun Jahre alt sind. Sie sind nach solchen Konfliktphasen oft überempfindlicher für Stressreize. Vielleicht spielt dabei auch eine genetische Komponente eine Rolle, die dafür sorgt, dass Stress stärker wirkt. Die Kombination von mehr Stressempfindlichkeit und höherer Stresswirkung kann Depressionen im späteren Leben begünstigen.

Mit zwölf Jahren wollte ich mich das erste Mal umbringen – mit einem Telefonkabel. Zum Glück hielt mich etwas davon ab, irgendetwas in mir war stärker als dieser Impuls. Heute weiß ich: Wer Depressionen hat, spielt häufig auch mit Gedanken an Suizid. Etwa neun- bis zehntausend Menschen nehmen sich pro Jahr in Deutschland das Leben.

Was viele nicht wissen: Oft besteht die größte Gefahr für einen Suizid dann, wenn ein depressiver Mensch anfängt, sich besser zu fühlen.

In der Phase der schweren Depression fehlt vielen der Antrieb, die Suizidpläne umzusetzen. Deshalb ist erhöhte Vorsicht geboten bei Menschen, die sich gerade von einer Depression zu erholen beginnen. Zu den Risikofaktoren für einen Suizid gehört es, eine schwere depressive Phase zu haben, männlich zu sein, frühere Suizidversuche unternommen zu haben, ein Familienmitglied mit psychischen Störungen zu haben, sich hoffnungslos zu fühlen und weitere psychische Probleme wie abhängig zu sein von Drogen, Medikamenten oder Alkohol.

Ich war 30 und zum ersten Mal stationär in einer Klinik, als der Begriff »depressive Episode« überhaupt erst in mein Bewusstsein drang. Ich hatte immer angenommen, dass meine Traurigkeit und das Gefühl der grundsätzlichen Überforderung ein Teil meiner Persönlichkeit waren, doch als mich die Ärztin der Psychiatrischen Klinik Heidelberg fragte: »Herr Gommel, seit wann haben Sie diese depressive Episode?«, wurde mir klar: Ach, so nennt man das!

Im Tabletten-Nebel

Endlich hatte ich einen Namen für das Kind: Vorname: Chronisch. Nachname: Depressionen. Was das bedeutete, musste ich mir erstmal ergoogeln. Und dabei war die erste Entdeckung: Chronische Depressionen, die oft unter dem Namen Dysthymie laufen, sind in den meisten Fällen unheilbar.

Sie halten lange an und sind dadurch gekennzeichnet, dass die Stimmung permanent eingetrübt ist. Dadurch wird es schwer wahrzunehmen, dass man gerade depressiv ist. Als depressiv erlebt man sich eher dann, wenn man zusätzlich in eine depressive Phase gerät, bei der die Stimmung sich noch stärker eintrübt. Das nennt sich dann Double Depression, also doppelte Depression. Menschen mit Dysthymien leiden nach allem, was man weiß, besonders stark unter den Alltagseinschränkungen, die mit den lang anhaltenden Symptomen verbunden sind, wie zum Beispiel der Unfähigkeit, sich um Papierkram, Haushalt und andere Verpflichtungen zu kümmern. Und sie leiden natürlich auch unter den Symptomen selbst. Man schätzt, dass circa zwei bis drei Prozent der Depressionspatienten eine Dysthymie haben.

In den ersten Tagen in der Psychiatrie bekomme ich immer Tavor verabreicht, ein Beruhigungsmittel, das süchtig machen kann, mir aber zu Beginn die innerlichen Schmerzen nimmt, die so quälend sein können. Tavor fühlt sich meistens gut an, es beruhigt meine Sinne, ich kann mich entspannen und komme raus aus dem »Panik-Modus«.

Tavor ist der Handelsname für den Arzneistoff Lorazepam, das zur Gruppe der Beruhigungsmittel (Benzodiazepine) gehört. Das Medikament kann Ängste lindern, Muskeln entspannen und Krämpfe lösen, wirkt beruhigend und schlaffördernd. Man hat festgestellt, dass es Vorteile für die Behandlung von Depressionen hat, wenn man Benzodiazepine mit Antidepressiva kombiniert. Der Nachteil: Benzodiazepine können abhängig machen. Deswegen sollte man sie nicht länger als zwei Wochen nehmen.

In der ersten Zeit in der Klinik schlafe ich sehr viel und verlasse das Bett nur, wenn es unbedingt sein muss.

Auch der Schlaf verändert sich in der Akutphase von Depressionen. Forschungsergebnisse zeigen, dass die Traumphase, die sogenannte REM-Phase, die durch schnelle Augenbewegungen gekennzeichnet ist, früher im Schlafzyklus auftaucht und länger anhält. Außerdem sind die Augenbewegungen in einer depressiven Phase viel intensiver als normalerweise. Interessant ist auch, dass depressive Menschen mehr Schwierigkeiten haben, sich an ihre Träume zu erinnern, wenn man sie in der REM–Phase weckt. Womöglich träumen sie weniger. Träumen wird eine »reinigende Wirkung« zugeschrieben, Emotionen und Erfahrungen, Konflikte und Sehnsüchte werden nachts im unbewussten Teil unseres Bewusstseins bearbeitet.

Den Ärzten auf die Nerven gehen

Tag für Tag nehme ich mehr von der Klinikwelt wahr, die für die nächsten Wochen mein Zuhause ist, lerne meine:n Zimmernachbar:in kennen und freunde mich meistens mit ihm:ihr an – und zwar ohne Worte. Kleine Gesten reichen dafür völlig aus, es ist wie ein blindes Verstehen. Ich spreche kaum und möchte keinen Besuch. Vor allem will ich keine Fragen beantworten. Die meisten meiner Freunde und Freundinnen reagieren mit viel Verständnis, häufig aber auch mit Schock. Das bekomme ich oft erst im Nachhinein mit, weil sich in einer Klinikphase niemand an mich herantraut. Wenn ich in dieser Zeit eine Partnerin habe, weiß sie oft nicht, wie sie mit mir umgehen soll – und meistens habe ich große Angst, sie wegen meiner Depression zu verlieren. Diese Verlustangst mischt sich auf ungute Weise mit der Lebensmüdigkeit.

Beziehungen haben für depressive Menschen oft ein besonderes Stresspotenzial, weil sie einerseits fühlen, dass sie von einer wichtigen Bezugsperson abhängig sind, andererseits aber auch das Gefühl haben, beziehungslos und einsam zu sein. Den goldenen Mittelweg in Beziehungen zu finden, ist zwar für alle Menschen eine Herausforderung, Menschen mit Depressionen verlieren jedoch schnell die Zuversicht, dass sie überhaupt in der Lage sind, eine »normale« Beziehung zu führen.

Ab Woche zwei beginne ich, die Zeit in der Klinik zu genießen. Das Krankenhausessen fängt an zu schmecken (ja, wirklich!), und ich beginne, meine Mitpatient:innen kennenzulernen. »Und warum bist du hier?«, ist meistens die erste Frage, die man sich hier gegenseitig stellt. Unter Patient:innen gibt es so etwas wie ein stilles Sich-Verstehen – wenige Worte reichen völlig aus, um zu sagen, was dich hierher gebracht hat. Niemand ist schockiert, wir wissen alle, dass wir anders sind, aber nicht hier, nicht voreinander. Hier ist es normal, verrückt zu sein. Alle auf ihre Weise, und das ist okay.

Es ist auch die Zeit, in der ich beginne, Forderungen zu stellen. Ich möchte eine:n Bezugsbetreuer:in, also eine Pflegerin oder einen Pfleger, mit denen ich sprechen kann, wenn es mir schlecht geht und die mir wohlgesonnen sind (nein, das ist nicht selbstverständlich). Und: Ich möchte eine Gesprächstherapie beginnen. Auch das bekommen Patienten nicht automatisch – ich musste mir die Therapie jedes Mal erkämpfen.

Irgendwann, nachdem ich dem sämtlichen Pflegepersonal und allen Ärztinnen und Ärzten auf die Nerven gegangen bin, bekomme ich meine Therapie. Wie oft, wie viel? Einmal pro Woche, 45 Minuten. Nicht mehr und nicht weniger. Und für mich ist das die Zeit, in der Gold begraben ist. Darauf fiebere ich hin, mache Notizen und schreibe mir im Vorhinein Fragen für die nächste Therapiestunde auf.

Ich sauge alles auf, wie ein Schwamm

In Psychotherapien sollen depressive Menschen erleben, dass sie selbst Lösungen für ihre Probleme erarbeiten können. Die Grundannahme dabei ist, dass es zu einer Depression kommt, wenn das reale und das ideale Bild, das eine Person von sich hat, nicht übereinstimmen. Dann kann man unzufrieden werden, Schuldgefühle bekommen, sich minderwertig fühlen. Bei den Gesprächen geht es oft darum, erst einmal zu erleben, dass man mit seinen widersprüchlichen Gefühlen, Wertungen und Erwartungen verstanden wird. Das hilft, sich selbst zu erforschen und besser zu verstehen.

Aus »Verdammt, ich bin in der Klapse« wird in den ersten Wochen ein »Toll, ich kann hier so viel über mich lernen.« Jedes Angebot nehme ich wahr, von der Progressiven Muskelentspannung über Gruppentherapie, Sportangebote, Ergotherapie, Kunsttherapie bis hin zur Meditation. Bei Fantasiereisen steige ich aus, da mir das meist zu esoterisch ist und für mich nach Wolkenschloss klingt. Ich weiß, dass ich diese Möglichkeiten nur für eine begrenzte Zeit »umsonst« bekomme, weil meine Zeit in der Klinik begrenzt ist (auf circa zwei bis zwölf Wochen), und so sauge ich alles auf wie ein Schwamm. In dieser Zeit bekomme ich seelisch neuen Boden unter den Füßen, spreche mit allen Ärzt:innen und lerne mich selbst wieder als einen Menschen kennen, der nicht aus dem Leben heraus, sondern ins Leben hinein will. Ich notiere alles, was ich hier lerne, in ein kleines Büchlein, denn ich will nichts vergessen.

Ich bin froh, dass es Psychopharmaka gibt

Seit meinem ersten Klinikaufenthalt schlucke ich Medikamente – und ich werde sie ein Leben lang nehmen. Ich habe verschiedenste Wirkstoffe ausprobiert, von Cipralex über Escitalopram – sogenannte Selektive Serotonin-Wiederaufnahmehemmer (SSRI) – bin ich nun bei 300 Milligramm Bupropion (Handelsname Elontril) angekommen – ein Medikament aus der Klasse der Selektiven Noradrenalin- und Dopamin-Wiederaufnahmehemmer (NDRI).

Alle diese Medikamente sind Antidepressiva. Wie sie im Detail wirken, wird noch erforscht. Sicher weiß man aber, dass sie das Gleichgewicht von bestimmten Botenstoffen beeinflussen, die im Gehirn dazu dienen, Reize von Nervenzelle zu Nervenzelle weiterzuleiten. Das Gehirn arbeitet mit verschiedenen Botenstoffen, wie zum Beispiel Serotonin, Noradrenalin und Dopamin. Man weiß, dass Stoffwechselstörungen bei Botenstoffen bei vielen psychischen Störungen eine Rolle spielen.

Antidepressiva verschiedener Klassen beeinflussen den Stoffwechsel der Botenstoffe auf unterschiedliche Weise. Jeder Depressionspatient kann also nur durch Ausprobieren selbst herausfinden, welche Wirkstoffklasse und welches Präparat bei ihm am besten anschlagen. Man muss dem Körper allerdings etwas Zeit geben, denn viele Wirkstoffe zeigen erst nach einer gewissen Einnahmedauer

Wirkung – manchmal dauert es zwei Wochen, oft aber länger. Verträgt man ein Medikament nicht oder bessern sich die Symptome nicht, kann es sein, dass entweder das Präparat oder die ganze Wirkstoffklasse nicht passt.

Wie gut Antidepressiva wirken oder wie sehr sie schaden, wird in letzter Zeit wieder heiß diskutiert. Was man sicher weiß: Je schwerer eine Depression, desto eher überwiegt der Nutzen von Antidepressiva gegenüber möglichen unerwünschten Nebenwirkungen.

Es gibt viele Studien, die unterschiedliche Antidepressiva mit Placebo–Präparaten verglichen haben. Zusammengefasst hat sich dabei Folgendes gezeigt:

- Ohne Antidepressiva: Bei etwa 20 bis 40 von 100 Menschen, die Tabletten ohne Wirkstoff (Placebos) einnahmen, besserten sich die Beschwerden innerhalb von sechs bis acht Wochen.
- Mit Antidepressiva: Bei etwa 40 bis 60 von 100 Menschen, die ein Antidepressivum einnahmen, besserten sich die Beschwerden innerhalb von sechs bis acht Wochen.

Das bedeutet: Bei etwa 20 Menschen mehr besserten sich die Beschwerden durch die Einnahme der Antidepressiva, wie das Institut für Qualität und Wirtschaftlichkeit im Gesundheitswesen feststellt.

Weil Bupropion als Nebenwirkung Schlafstörungen verursacht, nehme ich abends zusätzlich Quetiapin, ein Neuroleptikum, das auch eine antidepressive Wirkung hat.

Es wirkt dämpfend und lindert Angst- und Erregungs-zustände, indem es die Dopamin-Rezeptoren blockiert. Außerdem hemmt es die Wirkung von Serotonin. Das bewirkt, dass Apathie, Depression und Gedächtnisschwierigkeiten abnehmen. Außerdem wirkt es schlaffördernd. Quentiapin ist noch ein recht junges Medikament, das vor allem dann eingesetzt wird, wenn ein klassisches Antidepressivum nicht reicht.

Ich brauche meine Medikamente, um im Leben zurechtzukommen. Ohne Quetiapin schlafe ich schlicht nicht ein und ohne Bupropion schleicht sich eine tiefe Traurigkeit in meine Verfassung – ohne logischen Grund. Ich werde einfach traurig, bin ständig müde und zweifle an jeder Entscheidung.

Eigentlich hasse ich es, von einer Sache abhängig zu sein. Bei den Pillen, die ich täglich brauche, sehe ich das anders. Sie ermöglichen mir, mit meiner Krankheit zu leben, und zwar so, dass ich einigermaßen klarkomme. Ich bin also kein Gegner der Pharmaindustrie, ganz im Gegenteil. Ich bin sehr dankbar dafür, dass es Psychopharmaka gibt und dass meine Krankenkasse den Großteil der Kosten übernimmt.

Gleichzeitig weiß ich auch: Pillen nehmen allein, reicht nicht. Nur Psychopharmaka allein machen niemanden gesund. In der Klinik habe ich gelernt, dass neunzig Prozent meiner Heilung dadurch bedingt sind, dass ich mich anders verhalte, die Medikamente machen nur zehn Prozent aus. Wenn ich jedoch diese zehn Prozent weglasse, beeinflusst das mein Verhalten sehr stark – genau deswegen sind die Pillen so wichtig.

Das ist nicht nur mein Eindruck, es gibt dafür wissenschaftliche Belege. In dieser Studie wurden drei Therapieansätze für chronisch depressive Patienten miteinander verglichen: alleinige Gabe von Antidepressiva, alleiniger Einsatz von Psychotherapie und die Kombination aus beiden Methoden. Die Kombinationstherapie schnitt dabei signifikant besser ab.

Diese Belege fehlen bislang für die Akuttherapie (die ersten sechs bis zwölf Wochen einer Behandlung von schweren Depressionen). Allerdings sieht man auch in dieser Phase Vorteile der Kombinationstherapie, weil Patienten weniger häufig Therapien abbrechen, besser kooperieren und weniger zusätzliche Behandlungsangebote brauchen. Außerdem scheint bereits der frühzeitige Einsatz der Kombinationstherapie bei Langzeittherapien Rückfällen vorzubeugen.

Ich möchte jedenfalls heute nicht mehr auf Medikamente verzichten. Ich nehme die Tabletten – und das ist gut so. Es bedeutet nicht, dass ich schwächer bin als andere.

Knallrot

Obwohl ich lange Zeit keinen Namen für meine Depressionen hatte, versuchte ich, gegen sie zu kämpfen – und zwar mit allen Mitteln.

Als ich zwölf war, passierte es zum ersten Mal. Es war ein Hochsommertag, gerade war ich nach einem weiteren beschissenen Tag als Schuldepp nach Hause gehetzt, und die Hitze hatte mich noch zusätzlich fertiggemacht. Kalter Schweiß tropfte mir von der Stirn, als ich die Treppen ins Wohnzimmer hinaufstieg, den Schulranzen in die Ecke knallte und aufs Sofa fiel.

Ich weiß nicht mehr, warum meine Eltern und ich uns als Nächstes heftig zu streiten begannen. Wir stritten uns oft. Was ich noch weiß, ist, dass auf einmal alles zu viel für mich war. Etwas in mir kippte auf eine gefährliche Weise. Es gibt Hinweise darauf, dass depressive männliche Jugendliche ihre Impulse schlecht kontrollieren können. Sie sind anfälliger dafür, Wutanfälle zu bekommen, als junge Frauen mit Depressionen.

Heute weiß ich, dass ich zu diesem Zeitpunkt bereits Symptome einer Depression hatte. Und die wirkten sich auch auf meine Eltern aus und vergrößerten den Stress, den sie sowieso schon hatten – womit Erwachsene eben täglich kämpfen, mit ihren Finanzen, dem Beruf, der eigenen Psyche, mit Konflikten in ihrem sozialen Umfeld. Sie fühlten sich sicher hilflos und wussten nicht, wie sie mit mir umgehen, geschweige denn, mir helfen sollten.

Ich bin überzeugt, dass es gut gewesen wäre, wenn wir zu diesem Zeitpunkt Hilfe bekommen hätten, alle zusammen. Es gibt Studien, die zeigen, dass es sich sowohl auf die betroffenen Jugendlichen als auch auf die anderen Familienmitglieder positiv auswirkt, wenn die Betreuungspersonen an sogenannten psychoedukativen Maßnahmen teilnehmen. Das sind Schulungsprogramme, in denen man mehr über die Krankheit und den Umgang mit den Jugendlichen erfährt, wenn sie in schwierigen Phasen stecken.

Aus einer 2011 im British Journal of Psychiatry erschienenen Studie weiß man, dass Jugendliche, deren Eltern an solchen Programmen teilgenommen haben, ein deutlich geringeres Risiko für eine weitere Depressionsepisode haben.[1] Auch für die betroffenen Jugendlichen sind die Programme sehr wichtig: Ihre Prognose verbessert sich dadurch nachweislich.[2]

---

[1] Das ist die Studie: Kae Shimazu u.a: Family psychoeducation for major depression: randomised controlled trial. In: The british journal of psychiatry 198 (2011), S. 385-90.
[2] Das ist die Studie: Mariana Flávia de Souza Tursi: Effectiveness of psychoeducation for depression: a systematic review. In: The Australian and New Zealand journal of psychiatry 47 (2013), S. 1019-31. Übersichtsarbeiten fassen übrigens die Ergebnisse vieler hochwertiger Studien zu einer Fragestellung zusammen, so dass die Ergebnisse aus diesen Arbeiten größere wissenschaftliche Aussagekraft haben, als Einzelstudien – selbst, wenn diese höchste methodische Ansprüche erfüllen sollten.

Meine Eltern wussten das alles nicht, sie waren mit mir genauso überfordert, wie ich mit mir selbst.

Die positiven Effekte dieser Programme können sich bis ins Erwachsenenalter bemerkbar machen.[3] Leider gab es vor dem Jahr 2010 kaum Forschungsarbeiten zur Bedeutung und Wirksamkeit von solchen Programmen. Vorher hat man sich auf die Behandlung der betroffenen Jugendlichen selbst konzentriert. Deswegen hatten wir null Chance auf diese Hilfe. Das ist zum Glück für Jugendliche mit Depressionen heute anders.

Ich riss das Telefonkabel aus der Wand

Zurück zum Streit: Ich riss das Telefonkabel aus der Wand, sah meine Eltern an und schrie: »Ich will nicht mehr leben! Und ich hänge mich jetzt auf!« Ich zitterte am ganzen Körper, mein Kopf schien zu platzen, ein unfassbar lautes Fiepen kreischte in meinen Ohren.

Ab diesem Moment habe ich einen Filmriss und erinnere mich nur noch an den drängenden Gedanken: MACH ES NICHT. Es war das erste Mal, dass ich konkrete suizidale

---

3   Ein interessantes Beispiel, wie so ein professionell moderiertes Gespräch zwischen einem Jugendlichen und seiner Mutter aussehen kann, kann man in dieser Arbeit zweier Forscherinnen aus den USA aus dem Jahr 2011 nachlesen (auf Englisch): Alison Heru und Laura M. Drury: Developing Family Resilience in Chronic Psychiatric Illnesses. In: Medicine & Health 94 (2011), S. 45-46. An dem Dialog wird deutlich, wie groß die Unsicherheit auf beiden Seiten ist und wie groß der Bedarf an strukturierten Gesprächsleitfäden für alle Beteiligten.

Gedanken hatte, bereit war, danach zu handeln. Und ich weiß heute, dass es nicht ganz ungefährlich war.

Etwa 30 Prozent der Menschen, die wegen Depressionen in psychiatrischen oder psychotherapeutischen Kliniken behandelt werden, haben bereits einen Suizidversuch hinter sich. Das ergab eine baden-württembergische Studie aus dem Jahr 2004. Sie zeigte auch, dass circa 45 Prozent der in der Studie untersuchten Patienten zum Zeitpunkt der Aufnahme akut suizidgefährdet waren. Kein Wunder, denn fast alle, die schwere Depressionen haben, denken an Suizid. Und auf die etwa 10.000 Suizide, die pro Jahr in Deutschland passieren, muss man noch mal die sieben- bis zwölffache Anzahl an obendrauf rechnen.

Du stehst im Weg

Warum wird ein Mensch depressiv? Es gibt für mich zwei Arten, diese Frage zu stellen. Die erste Form ist anklagend und an das Leben, das Schicksal oder an ein höheres Wesen wie Gott gerichtet. Warum nur ich? Warum immer ich?

Die Frage nach Gott und dem Schicksal hat mich nie beschäftigt – vielleicht, weil es darauf keine Antwort gibt, auf jeden Fall keine, die lösungsorientiert oder befriedigend ist.

Die zweite Art ist die Frage nach den persönlichen Gründen. Warum bin ich heute, wer ich bin? Welche Menschen und welche Erfahrungen haben dazu beigetragen und mich geprägt? Die Antworten auf diese Fragen interessieren mich sehr.

Um es vorwegzunehmen: Ich habe nie herausgefunden, warum genau ich depressiv geworden bin. Aber ich habe Spuren gefunden, Hinweise darauf, was die Gründe sein könnten.

Was ich aber heute weiß, ist, dass es viele Einflüsse gibt, die Depressionen begünstigen können – oder auch verhindern. Vor Depressionen schützen zum Beispiel gute Beziehungen, die durch Vertrauen geprägt sind: zum Partner, zu Familienangehörigen, zu Kolleginnen und Kollegen. Außerdem hilft es, wenn man keine finanziellen Sorgen hat.

Was aber genau dazu führt, dass ein Mensch depressiv wird, weiß man bis heute nicht ganz genau. Welchen Anteil jeweils biologische Abläufe, psychische Faktoren, die persönliche Situation und besondere Ereignisse daran haben, lässt sich nur im Einzelfall ergründen. Zu den biologischen Ursachen kann zum Beispiel ein Mangel an Botenstoffen im Gehirn gehören, den man dann mit Antidepressiva zu bessern versucht.

Außerdem gibt es Vermutungen, dass für negative Gedankenkreisläufe, die durch Minderwertigkeits- und Schuldgefühle verstärkt werden, eine Denkverzerrung verantwortlich ist. Diese Vermutungen werden als kognitionspsychologische Hypothesen bezeichnet. Depressiven Menschen fällt es demnach in ihrer Depressionsphase schwer, die Realität mit dem eigenen Erleben in Übereinstimmung zu bringen. Die Lücke füllen sie mit negativen Erklärungsmustern.

In einer depressiven Phase fällt es einem schwer, Freude zu fühlen, selbst bei den Handlungen und Erlebnissen, die man normalerweise gerne hat. Man deutet also die eigene Realität um und nutzt dazu Gedanken (Grübelei), die genau jene Gefühle nähren, die bei Depressionen überhandnehmen.

Einen wichtigen Faktor für meine Depression habe ich schon erwähnt: In meiner Realschule in Sinzheim, die damals etwa 200 Schüler fasste, war ich jahrelang der klassische Schuldepp. Der Grund dafür war wohl, dass ich manche sozialen Fähigkeiten einfach nicht hatte. Da mir keine lockeren Sprüche einfielen, lachte ich aus Unsicherheit über die Späße anderer. Ich konnte nicht locker sein, da ich ständig Angst hatte, fertiggemacht zu werden.

»Gommel, du bist so dumm!« – Wenn man das jeden Tag zu hören bekommt, glaubt man es irgendwann. Und wenn dieser Spruch dann auch noch von einem Mädchen kam, lief ich rot an und versank im Boden.

Einen Grund dafür, dass ich ein Außenseiter war, verstehe ich bis heute nicht: meine Hautfarbe. Nein, ich bin nicht schwarz, sondern das Gegenteil. Ich bin weiß wie Papier. Wenn meine Haut dunkler wird, dann liegt das daran, dass ich mir einen Sonnenbrand eingefangen habe.

Auf dem Weg stellten meine Mitschüler mir ein Bein, ich wurde von hinten geschubst, so dass ich nach vorne fiel.

Ich erinnere mich noch gut an das brennende Gefühl meiner aufgeschürften Hände. Auf dem Pausenhof lief jeden Tag der große Sven auf mich zu und sagte mit tiefer Stimme: »Gommel, du stehst im Weg.« Ich versuchte, rückwärts wegzulaufen, fiel zu Boden und bekam anschließend Tritte von Sven und dann auch noch von anderen zu spüren, die dazugekommen waren. Statt mir zu helfen, lachten mich die anderen Schüler und Schülerinnen aus. Dieses Lachen war schlimmer als die Schläge von Sven und ich begann, mich selbst zu verabscheuen. Ich fühlte mich wie ein Tier. Und obendrauf: Das grelle Fiepen im Ohr und die damit verknüpften Gefühle permanenter Ohnmacht.

Eine Studie aus den USA konnte vor wenigen Jahren zeigen, dass Jugendliche, die für längere Zeit Schikanen ausgesetzt sind und dann Suizidversuche unternehmen, zu einem großen Anteil zuerst depressiv werden.[4] Männliche Jugendliche mit dieser Geschichte haben demnach ein Risiko von 60 Prozent für einen Suizidversuch, das heißt 60 von 100 schikanierten Jungen versuchen, sich das Leben zu nehmen.

Dass Menschen nach anhaltenden Schikanen depressiv werden, verwundert kaum. Das Ziel von Mobbingattacken ist, das Opfer zu demütigen, es traurig zu machen, es zu quälen, Freundschaften zu zerstören, seinen sozialen Status zu senken und es zu isolieren. Menschen, die Opfer solcher Attacken werden, haben zudem häufig ein gestörtes Körperbild, neigen dazu, in anderen sozialen

---

4   Das ist die Studie: Sheri Bauman u.a.: Associations among bullying, cyberbullying, and suicide in high school students. In: Journal of Adolescence 36 (2013), S. 341-350.

Zusammenhängen wieder Opfer von Mobbingattacken zu werden und auch selbst andere zu schikanieren.

Auch von Erwachsenen bin ich als Kind körperlich misshandelt worden. Ich möchte nicht sagen, von wem, weil sonst Menschen, die mich kennen, Rückschlüsse ziehen könnten. Trotzdem will ich hier verdeutlichen, dass mich die Misshandlungen im Kindesalter sehr trafen und erschütterten. Körperliche Gewalt ist etwas sehr Bösartiges, doch der zwischenmenschliche Hass, der damit einhergeht, fügten mir schon in frühen Jahren Verletzungen in meiner Seele zu.

Misshandlungen an Kindern (körperliche und emotionale Misshandlungen, Vernachlässigung) werden mit einer ganzen Reihe von psychischen Problemen in Verbindung gebracht, zum Beispiel Depressionen, Angst, Essstörungen, Süchten und Suizid.

Stressige Lebensereignisse in Kindheit und Pubertät erhöhen die Wahrscheinlichkeit, eine Depression zu entwickeln. Wie empfindlich man ist, hängt natürlich auch von genetischen und psychosozialen Faktoren ab. So spielt zum Beispiel eine Rolle, ob die Eltern auch unter Depressionen leiden oder irgendwann einmal litten und ob man ein Mädchen oder Junge ist. Mädchen haben ein höheres Risiko für Depressionen unter diesen Voraussetzungen.[5]

---

5 Das ist die Studie: Esther M C Bouma u.a.: Stressful life events and depressive problems in early adolescent boys and girls: the influence of parental depression, temperament and family environment. In: Journal of affective disorders 105 (2008), S. 185-93.

Weiterhin geht das sogenannte verstärkungstheoreti-
sche interpersonelle Erklärungsmodell davon aus, dass
Depressionen eine Reaktion darauf sind, dass eine be-
deutsame Quelle für Wohlbefinden wegfällt. Das können
zum Beispiel eine Trennung von einer wichtigen Bezugsperson sein, plötzliche Isolation, Zurückweisungen, an-
haltende Konflikte oder Armut. Dann gibt es sozusagen
zu wenig Futter für das Belohnungszentrum des Gehirns,
der Mensch resigniert und seine Stimmung trübt sich ein.
Dann fällt es immer schwerer, sich so zu verhalten, dass
man aus anderen Quellen Glücksgefühle bezieht, die den
Verlust vielleicht ausgleichen könnten.

Satan

Ich war nirgendwo willkommen – und so fühlte ich mich
auch. »Hahaha, der Gommel, weiß wie die Wand und unten rot«, riefen die Älteren, weil ich weiße Haut und rote
Haare habe und nicht braun werden kann und sie lachten,
wenn ich im Handballverein duschen ging. Ich wehrte
mich nicht, denn ich wusste schlicht und ergreifend nicht,
wie. Ich entwickelte Ängste vor dem Duschen. »Gommel«,
mein eigener Nachname, wurde ein Schimpfwort, das ich
irgendwann selbst als beleidigend empfand.

Eines Abends, ich war dreizehn, fragte mich meine Mutter: »Martin, warum trägst du eigentlich nur noch dunkle
Kleidung?« Ich antwortete, ohne zu überlegen: »Weil ich
mich so fühle.« Meine Kleidung war eine Nachricht an
die Welt. Schwarze Springerstiefel, zerrissene, schwarze

Jeans und schwarze Shirts. Ich las Black-Metal-Magazine, übersetzte die Texte der Bands und wurde Satanist. Nicht, weil es cool war – ich war der Einzige in meinem süddeutschen Dorf. Sondern aus Überzeugung.

Der Hass auf die Welt gab mir auf seltsame Weise Kraft, und das schrille Geschrei von Bands wie Dimmu Borgir, Tiamat und Emperor drückten aus, was ich nicht ausdrücken konnte. In Skandinavien zündeten Satanisten Kirchen an, und ich konnte sie verstehen. Mit der Kirche verband ich alles Spießige, alles, was feindselig, einengend und in meinem Dorf normal war. Wenn es einen Gott gab, dachte ich, dann hieß er Luzifer, und er hasste die Welt so wie ich.

Als ich sechzehn war, passierte dann ein kleines Wunder: Ich stand auf dem Schulhof, der Himmel war bedeckt, und plötzlich schoss mir ein Gedanke durch den Kopf: Ich bin genauso viel wert wie alle anderen. Es war das erste Mal, dass ich mich wertvoll fühlte, und es war ein Wendepunkt. Ich begann, mir selbstbewusste Menschen genauer anzusehen. Wie schaut jemand, der sicher ist? Wie spricht diese Person? Wie ist die Körperhaltung? Ich versuchte, mich zu verhalten wie jemand, der so wertvoll war wie die anderen.

Es gelang mir, neue Freunde kennenzulernen, und weil ich musikalisch und ein guter Bassist war, wurde ich zu Bandproben eingeladen. Bands, die angesagt waren, die eigene Lieder schrieben und mich unbedingt haben wollten. Ich setzte durch, dass man mich mit Vornamen ansprach, nicht mehr »Gommel«, und unter den neuen Freund:innen waren keine, die sich über mich lustig machten. Komisch, dachte ich oft, das Leben ist vielleicht gar nicht so schlimm.

Äußerlich und innerlich hatte ich mich verändert. Jedoch waren die Wunden meiner Kindheit nur überdeckt und nicht geheilt. Die Euphorie über das neue Leben war stark, aber nicht stärker als mein inneres Bedürfnis nach Liebe, Sicherheit und Sinn. Ich hatte immer noch heftige Phasen, in denen ich mich grundlos traurig, alleine und ohnmächtig fühlte – und davon ausging, dass das alles einfach zu mir gehörte.

Es sollte ein langer Weg werden, bis ich mich davon befreien konnte. Und ein kleiner, aber entscheidender Stein, der mir selbst im Weg lag, war mein Hass. Auf meine Eltern, meine ehemaligen Schulkameraden, den Handballverein und überhaupt alle, die mich jahrelang fertiggemacht hatten. Am wütendsten war ich auf die, die schweigend zugesehen und mitgelacht hatten.

Gottes Liebe

Mit achtzehn lernte ich Menschen kennen, die an Gott glaubten. Nicht so, wie ich es bisher aus dem Religionsunterricht kannte, mit Beichtstuhl, Ave Maria und Kruzifixen. Es waren Menschen, die von sich sagten, dass sie eine »lebendige Beziehung zu Gott« hatten. Es waren Freikirchler, heute sagt man dazu Evangelikale. Sie brachten mich zum Nachdenken. Es waren aufrichtige Menschen, die strahlten. Zumindest dann, wenn sie mir von Gott erzählten.

Eifrig besuchte ich ihre Gottesdienste, in denen mit erhobenen Händen gesungen wurde und der Teufel der Erzfeind war. Jetzt stand Luzifer auf einmal auf der anderen Seite des Lebens, und Jesus, Gottes Sohn, war derjenige, mit dem ich mich identifizieren wollte. Das tat ich auch – und verdrängte meine Zweifel, die manche »neugeborenen Christen« (so nennen sich viele) die Stimme Satans nannten.

Ich war damals fasziniert von den Menschen, die immer lächelten, gut drauf waren und die Gott scheinbar persönlich kannten. Das wollte ich auch, unbedingt, es schien die Lösung für alle meine Probleme zu sein. Also übernahm ich sämtliche Ideologien und wurde einer von ihnen. Ein – aus meiner heutigen Sicht – furchtbar konservativer Mensch, der anscheinend den Sinn des Lebens gefunden hatte.

Doch die Liebe Gottes heilte mich nicht, so sehr ich das auch glauben wollte. Stundenlang flehte ich ihn in meinem Zimmer auf Knien an, dass er mich doch heilen möge. Mich und meine Ohnmacht, meinen immer noch tiefsitzenden Hass und das nicht weichen wollende Gefühl der Lebensmüdigkeit.

In einer Studie fanden Wissenschaftler:innen um die Psychiaterin Rachel Dew vom Duke University Medical

Center, Durham, heraus, dass Depressionen begünstigt werden können, wenn spirituelle Menschen das Gefühl haben, dass sie von Gott verlassen oder bestraft werden, oder wenn sie sich innerhalb der religiösen Gemeinschaft isoliert fühlen.[6] Häufig fällt es diesen Menschen insgesamt schwer zu verzeihen – auch sich selbst.

Die sogenannte Liebe Gottes und die »Gemeinschaft der Christen« war mein erster Versuch, Heilung oder zumindest Linderung meiner Probleme zu finden, und ich scheiterte. Immer wieder. Es sollte 15 lange Jahre dauern, bis ich mir das eingestehen konnte.

Pfannkuchen

Ein paar Jahre nach meiner »Bekehrung« heiratete ich und ... begann zu essen. Ich hatte zu diesem Zeitpunkt alle meine Probleme vergessen und verdrängt. Der Zucker und das damit einhergehende kurze Glücksgefühl wirkten schnell und fühlten sich an wie der Himmel auf Erden. Die Bäckerei um die Ecke kannte mich schon mit Vornamen, und ich kaufte jeden Tag mehrere Berliner (in Berlin sagt man dazu Pfannkuchen), die ich hinunterschlang. Es war also nur logisch, dass ich Monat für Monat zunahm, bis ich 130 Kilogramm wog, bei einer Größe von 1,86 Meter. Schon wieder verirrt.

---

6   Das ist die Studie: Rachel Dew u.a.: Religion, Spirituality, and Depression in Adolescent Psychiatric Outpatients. In: The Journal of Nervous and Mental Disease 196 (2008), S. 247-251.

Es gibt Studien, die eine Verbindung zwischen Depressionen und Übergewicht untersucht haben, aber da beide Phänomene durch viele unterschiedliche Faktoren begünstigt werden können, ist es schwierig, hier eindeutige Aussagen zu treffen. Die Nationale Versorgungsleitlinie Depression weist jedoch darauf hin, dass es viele Querverbindungen zwischen Essstörungen und Depressionen gibt, die noch näher erforscht werden müssen.

Mit 30 Jahren versuchte ich eine radikale Ernährungsumstellung und nahm in sechs Monaten 40 Kilogramm ab. Gegen Ende des Jahres landete ich im Krankenhaus. Gallensteine. Und auch der Jo-Jo-Effekt ließ nicht lange auf sich warten. Schon ein Jahr später war ich wieder bei 130 Kilo. Dies setzte mir zu. Und weil ich nicht anders konnte, fraß ich weiter meinen Frust in mich hinein und wurde depressiv.

Ich hatte nie gelernt, mit den Problemen meiner Kindheit umzugehen und fühlte mich tief im Innern wie ein kleiner Schwächling. Als die ersten kleinen Krisen in meiner Ehe auftauchten, war meine Kraft am Ende. Tagelang lag ich im Bett, wollte alleine sein und hatte jeden Antrieb verloren.

Bewusst sein

In dieser Zeit begann ich, buddhistische Podcasts zu hören und lernte Achtsamkeits-Meditation und MBSR kennen (Mindfulness–Based Stress Reduction, auf Deutsch:

achtsamkeitsbasierte Stressreduktion). Ich begann, jeden Tag eine Stunde lang aufrecht zu sitzen und meine Konzentration auf den Atem zu lenken. Wochen und Monate vergingen, und ich zwang mich dazu, weiter zu meditieren, denn ich hoffte auf meine Erleuchtung, wie ich zuvor schon auf die Liebe Gottes gehofft hatte.

Das fühlte sich gut an, denn ich hatte den Eindruck, wenigstens etwas im Griff zu haben. Sitzen, atmen, sitzen, atmen. Das erforderte nur ein Minimum an menschlicher Leistung, und die konnte ich erbringen. Wenn ich mit der Bahn unterwegs war, hörte ich ganz genau auf die Geräusche und versuchte, festzuhalten, wie es war, Bahn zu fahren. Saß ich mit Freunden bei einem Kaffee zusammen, versuchte ich ganz im Hier und Jetzt zu sein, dem Kaffee nachzuschmecken und alle Eindrücke bewusst zu erfahren.

Falsch lag ich damit nicht: Die Fähigkeit, achtsam wahrzunehmen, was in der Umgebung passiert und wie man sich im Innersten fühlt – also genau das, was durch regelmäßiges Meditieren geschult wird –, ist inzwischen auch Teil von anerkannten Therapiekonzepten geworden. Ein Ziel der achtsamkeitsbasierten Kognitiven Therapie (MBCT, Mindfulness-Based Cognitive Therapy) ist es, die Fähigkeit zu trainieren, Dinge, Wahrnehmungen und psychische Vorgänge wertfrei beobachten zu können. Mit dieser Haltung fällt es Menschen leichter, mit Angst, Trauer und Sorgen umzugehen. Diese Gefühle werden gemeinhin als »schwierige« Gefühle wahrgenommen und können Depressionen begünstigen. Wer wahrnimmt, dass ihn

Gefühle, Gedanken oder Körperempfindungen belasten, ist eher in der Lage, sich rechtzeitig um Unterstützung zu kümmern – ein wichtiger Schritt für Menschen mit Depressionen. Besonders die »erfahrenen« Depressionspatienten profitieren davon. Man hat festgestellt, dass die MBCT das Risiko eines Rückfalls bei Menschen, die bereits drei oder mehr depressive Episoden erlebt haben, reduzieren konnte.

Ich disziplinierte mich weiter, meditierte auch nach meinem ersten Klinikaufenthalt weiter. Leider hatten die Übungen nicht die Wirkung, die ich mir erhoffte: Obwohl ich nun wusste, dass ich an Depressionen litt, dachte ich trotzdem, dass ich einfach ein schwacher Mensch sei, dass ich selbst Schuld an meinem Gefühlschaos hatte.

Die Tage der Antriebslosigkeit kamen zurück und wurden zu Wochen, in denen ich nichts, aber auch gar nichts auf die Reihe bekam.

Hypnose

2012 machte ich eine neue Entdeckung: Hypnose-CDs. Ich guckte mir Youtube-Videos an, in denen eine tiefe Entspannung versprochen wurde und las jede Menge Bücher zum Thema. Der Vorteil war, dass ich einfach im Bett liegen bleiben, eine CD einwerfen und mich berieseln lassen konnte. Der Sprecher zählte von 10 bis 0 und erzählte dann, wie ich an einem wunderbaren Bach im Wald stand, während der Wind durch die Blätter rauschte.

Dann sollte ich mir vorstellen, dass ich in diesem kühlen Bach badete und mich dabei tausend Strahlen des Glückes durchströmten.

Eine Grundannahme in Hypno–Kreisen ist, dass viele Probleme im Unterbewussten liegen, also unter der Oberfläche dessen, was wir bewusst wahrnehmen können. Und eine weitere Annahme ist, dass somit auch Depressionen durch Hypnotherapie geheilt werden können. Und man sich auch ohne Therapeuten hypnotisieren kann.

Also lernte ich, mich auf der Couch selbst in Trance zu versetzen, tief in mein Unterbewusstes einzutauchen. Mit Suggestionen, die sich ins Innerste meiner Psyche eingraben sollten, versuchte ich, meine Depressionen zu heilen. In meinen Trancen sah ich mich als körperlich vollständig gesunden und psychisch starken Menschen, der lachte und vor lauter Glück nur so strahlte.

Mein Körper reagierte auf diese Vorstellungen positiv, mein Herz pochte spürbar, meine Arme wurden leicht, und tatsächlich erlebte ich so etwas wie Freiheit, wenn auch nur in Trance. Und ich beließ es nicht bei nur einem Versuch; wochenlang versetzte ich mich jeden Tag mitten ins Glück. Und das Gute war – wie beim Meditieren – dass ich niemandem davon erzählen oder irgendwelchen Gruppen beitreten musste.

Eine Untersuchung von Forschern der South China University of Technology, Guangzhou, konnte zeigen, dass Hypnose bei Patienten mit schweren Depressionen eine

Verlangsamung des Herzschlags bewirken konnte.[7] Ein langsamerer Herzschlag wird mit Entspannung in Verbindung gebracht, so dass man davon ausgeht, dass die Hypnose einen positiven Effekt auf die Patienten hatte. Allerdings dürfte die Aussagekraft dieser Untersuchung nicht besonders groß sein, denn zum einen war die Anzahl der Patienten sehr klein (21) und zum anderen fehlte die Kontrollgruppe, die man für eine vergleichende Untersuchung zwingend braucht. Außerdem ist völlig unklar, ob die Verlangsamung des Herzschlags einen therapeutischen Nutzen für die Depressionspatienten hatte.

Bei Studien, die so konzipiert sind, lässt sich nicht ausschließen, dass der gefundene Effekt dem von Placebo-Gaben entspricht. Wie genau Placebos wirken, weiß man noch nicht sicher, aber es herrscht Einigkeit darüber, dass die Erwartungshaltung der Patienten dabei eine große Rolle spielt.

Das Problem bei allem Hypno-Kram war für mich, dass die Trance-Sessions keinerlei Wirkung auf meinen Alltag hatten. Spätestens zehn Minuten nach der Hypnose war ich wieder der Alte. Geblieben waren ein paar glückliche Momente – jedoch begriff ich schnell, dass ich schon wieder nicht die Lösung gefunden hatte. Waren meine Depressionen zu stark? Oder saßen sie so tief, dass sie niemals geheilt werden konnten?

---

7 Das ist die Studie: Xiuwen Chen u.a.: Hypnose in der Behandlung der Major Depression: Eine Analyse der Herzfrequenzvariabilität. In: International Journal of Clinical and Experimental Hypnosis 65 (2017), S. 52-63.

Knallrot

Ein halbes Jahr später. Ich warf eine 500-Milligramm-Niacin-Tablette ein, setzte mich im Büro vor den Rechner und begann zu arbeiten. Keine zehn Minuten später stand ich im Unterhemd vor der Tür – mein ganzer Oberkörper brannte und mein Gesicht wurde röter als beim stärksten Sonnenbrand. Dabei war Januar, und die Temperaturen lagen um den Gefrierpunkt. Und: Ich strahlte. Neben dem Gefühl, dass meine Haut brannte, durchzog meinen Brustkorb ein Schauer Tausender Glücksgefühle, und ich fragte mich, ob ich statt Niacin irgendeine Droge eingeworfen hatte. Was war da los?

Niacin ist ein Vitamin, und zwar Vitamin B3, das auch Nicotinsäure genannt wird. In Internetforen war ich auf Andrew Saul gestoßen, einen selbsternannten Ernährungsberater, der darüber schrieb und berichtete, wie Depressionen, die von einem Vitamin-B3-Defizit ausgelöst werden, mit Vitamin B3 geheilt werden könnten: »1.000 Milligramm Vitamin B3, dreimal am Tag genommen, kann häufig milde bis mittelstarke Depressionen heilen«, schrieb er 2005 in einem Bericht.

Ich googlete wie verrückt und suchte wissenschaftliche Belege für die Erfolgsgeschichten Sauls. Ich fand damals nichts, das mir glaubwürdig erschien, beschloss aber, es trotzdem einfach auszuprobieren. Was hatte ich zu verlieren? Tja, und da stand ich eines Morgens draußen im Unterhemd, mitten im Winter, strahlte und lachte. Konnte das die Lösung sein? Es schien die Lösung zu sein, denn alle Probleme waren weggeblasen – und das mit einer einzigen Pille. Einem Vitamin!

Im Nachhinein weiß ich, dass ich Glück hatte, weil dieses Experiment mir durchaus hätte schaden können. Zwar stimmt es, dass Vitamin-B3-Mangel Depressionen begünstigen kann, aber der Umkehrschluss, dass Depressionen verschwinden, wenn man B3 in großen Mengen einnimmt, stimmt so nicht. Depressionen werden durch viele Faktoren begünstigt, und deswegen muss man bei Versprechungen, es gebe ein Wundermittel dagegen, besonders hellhörig werden. Tatsache ist: Die Behörden warnen davor, Niacin in hohen Dosen zu nehmen. Patienten haben ein Recht darauf, Vor- und Nachteile einer Therapie erklärt zu bekommen.

Leider hört und liest man nichts über die möglichen negativen Nebenwirkungen in den Kreisen, die sich rund um Andrew Saul gebildet haben. Auch, weil er die Warnungen selbst ignoriert und ausschließlich beeindruckende Erfolgsgeschichten verbreitet. Leider fehlen dafür wissenschaftliche Belege. Schlimmer noch: Die US-amerikanischen Gesundheitsinstitute raten sogar davon ab, Niacin bei bestimmten Vorschädigungen zu nehmen, und weisen darauf hin, dass es schwere Leberschäden hervorrufen kann. Auch das deutsche Bundesinstitut für Risikobewertung BfR warnt eindrücklich vor Niacin-Überdosierung.[8]

---

8   Die Einnahme von Nicotinsäure in überhöhter Dosierung kann die Gesundheit schädigen. Stellungnahme Nr. 018/2012 des BfR vom 06. Februar 2012.

Da ich das nicht wusste, nahm ich jeden Morgen Niacin und wurde etwa 20 Minuten später knallrot. Diese Wirkung nennt man den »Flush-Effekt«, ein Wärmegefühl, das vom Erröten der Haut begleitet wird, ausgelöst durch die Erweiterung der Blutgefäße durch das Vitamin. Das führte zu durchaus unangenehmen Situationen, denn ich konnte nicht immer genau abschätzen, wann die Wirkung eintreten würde. Etliche Male wurde ich genau dann rot, als ich meine Tochter in den Kindergarten brachte. Was wohl die Erzieherinnen und Eltern dachten? Das innere Glück, das ich dabei spürte, ließ mich das aber alles ignorieren.

Heute weiß ich, dass die Röte eine Nebenwirkung der massiven Überdosierung war. Man braucht pro Tag eigentlich nur etwa 13 bis 20 Milligramm Vitamin B3, abhängig davon, wie viel man wiegt. Ich nahm mehr als 1.000 Milligramm pro Tag. Bei täglich 500 Milligramm Niacin beginnt der Körper mit dem Flush, der auch ein Zeichen für eine allergische Reaktion sein kann. Nimmt man mehr als 2.500 Milligramm fällt der Blutdruck ab, man bekommt Schwindelgefühle, der Harnsäuregehalt im Blut steigt. Außerdem kann man Durchfall bekommen, Übelkeit und Erbrechen. Eine ernste Folge kann eine Leberschädigung sein, das Ergebnis: Gelbsucht.

Zu meinem Glück habe ich diese Megadosis nicht dauerhaft genommen, denn nach etwa einem Monat hatte sich der Effekt abgenutzt. Ich musste die Dosis Woche für Woche erhöhen, um überhaupt noch ein kleines bisschen Freude zu spüren. Irgendwann wurde ich nur noch rot, aber innerlich passierte nichts mehr, und langsam schlichen sich meine unbegründete Trauer und das Gefühl der grenzenlosen Leere wieder ein. Auch Niacin war also nicht das Wundermittel, das mich erlösen würde – ich war wieder mal enttäuscht.

Wütend

Wie ich mich mit einem Klinik-Macho anlegte, im Blümchensessel einer smarten Therapeutin landete und in der Gruppentherapie Strategien lernte, die mein Leben für immer veränderten.

Wer eine Depression hat, braucht Therapie, das scheint offensichtlich. Deshalb kann man mit Recht die Frage stellen, warum ich erst nach Jahrzehnten auf diese Idee gekommen bin – und vorher erst noch lange mit Dingen wie Nahrungsergänzungsmitteln oder Meditation herumexperimentiert habe. Der Grund ist einfach: Ich hatte 30 Jahre lang nicht die geringste Ahnung, dass das, was ich fühlte, den Namen Depression trägt. Genau deshalb war es für mich so befreiend, als ich im Jahr 2010 die Diagnose bekam: Seither kann ich endlich professionelle Hilfe in Anspruch nehmen.

So habe ich zum ersten Mal in meinem Leben gelernt, wie wichtig meine Wut ist, diese feurige Emotion, die ich 30 Jahre lang unterdrückt habe. Ein Arzt, bei dem ich mir bis heute nicht sicher bin, ob er genial oder einfach grobschlächtig ist, hat mir geholfen, diese Wut zu nutzen: als Gegengift gegen meine Depressionen.

Ich verpetze den Chefarzt

Zunächst einmal ist Wut eines der Anzeichen dafür, dass eine Depression vorliegen kann. Besonders bei depressiven Jugendlichen kommen impulsive Gefühlsausbrüche und Aggressionen vor. Über ein Drittel der 250 Menschen mit einer schweren Depression, die in einer 2013 erschienenen Studie der University of California, San Diego, untersucht wurden[9], hatten mit Wutausbrüchen zu kämpfen. Experten glauben, dass häufig unbearbeitete Konflikte eine Rolle spielen, wenn ein Mensch depressiv wird. Vor allem dann, wenn man nicht weiß, wie man mit den Gefühlen umgehen soll, die mit Konflikten einhergehen, kann Wut entstehen. Sie deckelt sozusagen andere Gefühle, mit denen man noch größere Schwierigkeiten hat.

Chefvisite. Es war mein erster Klinikaufenthalt in der Psychiatrie und nach zwei Wochen, in denen ich medikamentös ruhiggestellt worden war, saß ich innerlich zerbrochen auf Station 201 vor dem Arztzimmer und hatte wieder einmal Suizidgedanken. »Der Nächste, bitte!«

Ich raffte mich auf und trottete in ein enges Zimmer, in dem ein Mann mit Hipsterbart und weißem Kittel thronte, umgeben von fünf Frauen. Erwartungsvolles Anstarren allerseits. »Herr Gommel, wie geht es Ihnen?«, schallte eine Männerstimme mit viel Bass. Scheiße, dachte ich, siehst du das nicht? »Naja. Geht so«, sagte ich und be-

---

9   Das ist die Studie: Lewis L. Judd u.a.: Overt Irritability/Anger in Unipolar Major Depressive Episodes. In: JAMA Psychiatry 70 (2013), S. 1171-1180.

mühte mich, die Tränen zu unterdrücken. Nicht schon wieder weinen. Nicht jetzt.

Der Chefarzt, nennen wir ihn Doktor Prowoka, lehnte sich zurück, verschränkte beide Hände hinter dem Kopf und nervte weiter. »Herr Gommel, Sie sind hier nicht im Urlaub.« Wenn ihr wollt, dass ich mich umbringe, dann habt ihr mich bald soweit, dachte ich und blickte auf den Boden. »Auf Wiedersehen!«, verabschiedete mich der Chefarzt, sprang auf und streckte mir seine grobkantige Hand entgegen. Auf Wiedersehen, Arschloch, dachte ich.

Später hatte ich meine erste Therapiestunde und erzählte einer sehr jungen Psychologin, die wohl gerade aus dem Studium gehüpft und voller Tatendrang war, von meiner inneren Leere und dem Drang, mich aus dem Leben zu verabschieden. Dann verpetzte ich Doktor Prowoka und seinen bescheuerten Urlaubsspruch. »Ich kann Sie verstehen, Herr Gommel. Nutzen sie die Wut, solange sie klein ist«, antwortete sie mit friedlicher Zen-Stimme. »Warten Sie nicht, wenn sie spüren, dass sie etwas wütend macht. Ihre Wut ist gut und macht sie handlungsfähig. Sagen Sie, wenn Sie etwas nervt und handeln Sie.«

Das war neu für mich. Neu, wie ein noch nie dagewesenes Smartphone, das man zum ersten Mal auspackt und verwundert betastet. Ein revolutionärer Gedanke, denn Wut war für mich bis zu diesem Tag eine schädliche Emotion gewesen, die ich aus meinem Leben verbannen musste.

Wut als Kompass

Wütend zu sein und damit nichts anfangen zu können, für mich als Jugendlicher war das eins. Der große Sven siegte immer, das tägliche Mobbing in der Schule und der Stress mit meinen Eltern hatten mich zu einem aufgebrachten Teenager ohne Handlungsoptionen gemacht. Das Ergebnis: Ohnmachtsgefühle, die zu Depressionen wurden.

Wut kann aber auch ein guter Kompass sein. Sie ist ein sicheres Zeichen dafür, dass Toleranzgrenzen überschritten sind. Wenn man seine Wut ständig runterschluckt, heißt das, dass man dauernd über seine Grenzen geht und sich überfordert. Das setzt körperliche Stressreaktionen in Gang. Andauernder Stress wiederum ist ein Faktor, der Depressionen begünstigen kann.

Deshalb ist ein Ziel der Psychotherapie, Gefühle, die bei Konflikten entstehen, besser wahrzunehmen und sie zuzulassen. Am besten, bevor man wütend wird oder am Anfang der Wutkaskade. Depressionspatient:innen fällt dies häufig schwer, weil genau diese Gefühle und Konflikte Nährboden für große Selbstwertzweifel darstellen und es extrem schmerzhaft sein kann, sich diesen Zweifeln zu stellen.

In der vierten Woche beschloss ich vor der Visite, mir keine weitere Schikane von Doktor Prowoka gefallen zu lassen. Dem Chef-Macho würde ich es zeigen! Als ich aufgerufen wurde, stampfte ich kampfbereit durch die Tür, und ... »Herr Gommel! Sie sehen heute aber gut aus!«

Doktor Prowoka streckte mir seine Hand entgegen und war die Freundlichkeit in Person. Mit den Komplimenten des Klinik-Hengstes im Ohr, ging ich vollkommen verdattert aus der Visite.

Wie bitte?! Ich versuchte, eins und eins zusammen zu zählen. Hatte Doktor Prowoka sich verändert – oder etwa ich? Hatte er meine Entschlossenheit gesehen und mich deshalb so freundlich begrüßt? Außerdem: War der Macho vielleicht gar keiner? Setzte Doktor Prowoka die Provokationen bewusst als therapeutische Methode ein, damit ich über mich selbst hinauswuchs? Falls ja, war das ein schlaues Bürschchen, dachte ich.

Rausgefunden habe ich es nie, aber heute weiß ich, dass ein Ziel von Therapie ist, Schwierigkeiten nicht nur zu besprechen, sondern sie auch erfahrbar zu machen. Die Therapeuten sind dafür häufig ein gutes Übungsfeld. So können Patienten neue Verhaltensweisen in einem sicheren Setting ausprobieren.

Ich jedenfalls fühlte mich stark. Wolverine-stark. Heute war es mir gelungen, einem scheinbar übermächtigen Chefarzt die Stirn zu bieten und vielleicht sogar seinen Trick zu durchschauen. Dieser Tag war ein Meilenstein in meinem Leben: Seitdem höre ich in mich hinein, achte auf meine Wut und drücke sie in Worten (und manchmal in meiner Körperhaltung) aus. 1:0 für mich.

Zeit für Therapie, Baby

Zwei Jahre später sollte ich lernen, Freundschaften zu beenden, die mich depressiv machten. Beziehungen, egal ob eng oder lose, Liebe oder Freundschaft oder beides, haben auf meine Psyche einen sehr starken Einfluss und können Depressionen verstärken. Das Ende einer Freundschaft, lernte ich, konnte ein entscheidender Faktor für meine psychische Stabilität sein.

Viele Depressionspatient:innen sind unsicher, wie sie Beziehungen gestalten können. Diese Unsicherheit entsteht häufig aus frühen Verlusterfahrungen, die sie nicht bearbeitet haben. Sie können dann Angst vor Nähe entwickeln oder fühlen sich abhängig von der Anerkennung anderer. Wenn Konflikte entstehen, verwechseln sie oft Ursache und Folge. Sie denken, dass ihre Traurigkeit, Wut und Angst die Probleme hervorgerufen hat, statt wahrzunehmen, dass diese Gefühle aus den Konflikten entstehen. Häufig geben sie sich dann selbst die Schuld, wenn es in Beziehungen knirscht und kriselt. Das wiederum kann Depressionen befeuern.

Menschen mit Depressionen können in der Psychotherapie Strategien lernen, wie sie mit Problemen und Konflikten anders umgehen können, damit sie ihre früh gelernte, problematische »Lösung«, die Selbstbeschuldigung, nicht unbewusst dauernd wiederholen müssen. Sie können dadurch auch mehr Abstand zu den schwierigen Gefühlen bekommen. Das eröffnet ihnen mehr Handlungsmöglichkeiten.

Das runde Wohnzimmer der Therapeutin war wunderschön gestaltet; Bücher stapelten sich in Vitrinen und Schränken, mindestens hundert Jahre alt und so wertvoll, dass ich mich nicht traute, sie anzufassen. Zwei Sessel mit Blümchenstickereien schmückten den Raum, einer ganz vorne und der andere am anderen Ende des Raumes. Zeit für Therapie, Baby.

Sie kam herein und setzte sich in einen der Blümchensessel. Eine Psychologin, Mitte 50, lange, blonde Locken und tadellos gebügelte Bluse. Ihre aufrechte Haltung erinnerte mich an eine Laterne, die schnurgerade in den Himmel ragte. Sie war dominant und direkt. Nennen wir sie Therapeutin Smart.

»Hallo«, sagte ich im anderen Blümchensessel, schlug mein Notizbuch erwartungsvoll auf und knipste den Kugelschreiber an. »Hallo«, kam es trocken zurück, sonst nichts. Keine Frage, keine Vorstellung, kein Gedanken-Pingpong. Die Stimmung war von Anfang an gespannt und sie machte – ohne Worte – sofort klar: Erstens, hier herrscht professionelle Distanz. Zweitens, Sie, Herr Gommel, reden. Ich eher nicht.

So lernte ich, nicht darauf zu warten, dass sie sich mitfühlend nach meinem Befinden erkundigte, sondern gleich selbst für mich zu sprechen. Das hatte den großen Vorteil, dass ich mich Stunde für Stunde dabei ertappte, beim Reden gerade die Lösung für eines meiner Probleme gefunden zu haben. Und Therapeutin Smart? Nickte.

Mit Freunden Schluss machen

Ein Ziel der Psychotherapie ist, dass depressive Menschen ihre inneren Konflikte besser kennenlernen und ihr Verhalten besser verstehen. Dafür kann freies Sprechen sehr hilfreich sein, weil man inneres Erleben, die Gefühle und Ängste wahrnehmen und aussprechen kann. Es kommt vor, dass Konflikte in die Therapiesituation übertragen werden, so dass die Therapeuten Partner werden, mit denen man üben kann, diese zu klären.

Nur zwei Mal machte sie eine Ausnahme. Das erste Mal hatte ich ihr von einem Freund berichtet, der mich bei Verabredungen entweder sitzen ließ oder zu spät kam – ohne sich zu entschuldigen. Ich hatte ihn immer wieder darauf hingewiesen und ihn gebeten, damit aufzuhören. Ohne Erfolg. Seit Jahren. Ich erzählte der Psychologin meinen Plan: Ich wollte meinem Freund noch mal eine Chance geben, ihn fragen, warum er sich so verhielt und ihm dann zeigen, dass mich sein Verhalten ärgerte. Meine Wut zeigen und so, wie ich es gelernt hatte.

Meine Therapeutin sagte nur einen Satz: »Meinen Sie wirklich, dass sich Ihr Freund jemals ändern wird?« Ich stockte und musste nachdenken. »Nein«, antwortete ich. »Das heißt ... eigentlich muss ich die Freundschaft mit ihm beenden?« Sie nickte. Und ich hatte die Lösung gefunden. Oder doch sie?

Dann erinnerte ich mich an meine Kindheit, an den Handballverein und die vermeintlichen Freunde, die mich nach jedem Training in der Dusche auslachten. Schon damals hätte ich die Reißleine ziehen, den Handballverein wechseln oder eine andere Sportart finden müssen, um mich selbst zu schützen. Auf die Idee war ich aber gar nicht gekommen.

Erst in der Therapie, im Alter von 32 Jahren, entdeckte ich eine für mich bis dahin völlig undenkbare Möglichkeit: Ich konnte mich von Menschen trennen, die mir schadeten und mich nicht ernst nahmen. Ich musste nicht um des lieben Friedens willen leiden. So begann ich, sehr genau auszuwählen, welchen Menschen ich vertraute – und welchen eben nicht. Eine Freundschaft mit mir, das war auf einmal etwas Wertvolles – weil ich wertvoll war. Ab sofort galt das auch für Liebesbeziehungen, die ich bisher immer stets bis zum bitteren Ende ausgehalten hatte. Damit war jetzt Schluss.

Drei Monate später. Eine Bekannte, keine enge Freundin, hat mir einen bitterbösen Brief geschickt, in dem sie schreibt, dass sie mich eigentlich für einen guten Menschen gehalten hat – sich aber offenbar getäuscht hat. Und ich? Begann, an mir selbst zu zweifeln.

Therapeutin Smart sagte dazu wieder nur einen Satz: »Was hat das mit Ihnen zu tun, wenn eine Freundin meint, dass Sie kein guter Mensch sind?« Wieder stockte ich. »Eigentlich ... nichts«, antwortete ich. »Ja?«, hakte sie nach. »Ja. Denn ich weiß, wer ich bin, und selbst, wenn sie das Gegenteil behauptet, dann ist das nicht wichtig. Das ist keine konkrete Kritik, sondern eine Meinung, und die kann sie ja haben.« Frau Smart war zufrieden.

Thomas, Fräulein Sexy und die Gruppentherapie

Den wichtigsten Grund dafür, dass ich heute gut mit meinen Depressionen leben kann, sehe ich darin, dass ich vor zwei Jahren an einem zwölfwöchigen, umfangreichen Therapieprogramm in der Psychiatrie teilgenommen habe. In dieser Zeit änderte sich meine Art, mich auszudrücken und aufzutreten, von Grund auf. Nie hätte ich gedacht, dass Gruppentherapie, Rollenspiele und ein analytischer Kreis auf mein Wohlbefinden einen derart radikalen Einfluss haben könnten.

Das Programm ist unter der Abkürzung CBASP bekannt. Das bedeutet Cognitive Behavioral Analysis System of Psychotherapy. Klingt lang und kompliziert. Es ist, um es vorsichtig zu sagen, ein umfangreiches Verfahren, um Menschen mit chronischer Depression zu helfen. CBASP ist eine Mischung unterschiedlicher psychologischer Therapiemodelle und es ist eines der wenigen, die auch tatsächlich Wirkung zeigen.

Das Modell basiert auf der Annahme, dass Depressionspatienten für Konsequenzen und Feedback aus ihrer Umgebung nicht erreichbar sind, weil sie diese nur schwer wahrnehmen können. Sie verharren in krankheitsnährenden Erklärungsmustern, wie zum Beispiel, dass sie Folge und Ursache von Konflikten verwechseln. Deshalb ist ein wichtiges Ziel dieses Modells, dass Patienten lernen, Situationen zu analysieren und Zusammenhänge wahrzunehmen und selbst auf ihre Korrektheit zu überprüfen.

In sogenannten Meta-Analysen aus den Jahren 2012[10] und 2014[11], bei denen man mithilfe eines statistischen Verfahrens die Ergebnisse mehrerer Studien zusammenfasste, zeigte sich, dass die Wirksamkeit von CBASP mit der von Psychopharmaka vergleichbar ist. Für Patienten wie mich ist die medikamentöse Therapie zwar das Fundament, aber ich kann aus Erfahrung sagen, dass mir CBASP den Durchbruch gebracht hat.

Bitte recht freundlich-dominant

Grundlage des CBASP-Programmes ist der sogenannte Kiesler-Kreis des US-amerikanischen Psychologen Donald Kiesler. Der Kreis war es, der meine Mimik, Körperhaltung und Sprachmelodie komplett auf den Kopf gestellt hat. Er erklärt, wie Menschen, die depressiv sind, kommunizieren – und wie Menschen, die nicht depressiv sind.

Auf den ersten Blick sieht der Kreis etwas verwirrend aus, aber das Prinzip, das er erklärt, ist ganz einfach und auch dann relevant, wenn man keine Depressionsdiagnose in der Tasche hat: Weil er Muster aufzeigt, mit denen Menschen kommunizieren und nach denen sie sich verhalten.

---

10 Das ist die Studie: Alessa von Wolff u.a.: Combination of pharmacotherapy and psychotherapy in the treatment of chronic depression: A systematic review and meta-analysis. In: BMC Psychiatry 12 (2012).

11 Das ist die Studie: Levente Kriston u.a.: Efficacy and Acceptability of acute Treatments for persistent depressive disorder: A Networt Meta-Analysis. In: Depression and Anxiety 31 (2014), S. 621-630.

So sieht der Kreis aus:

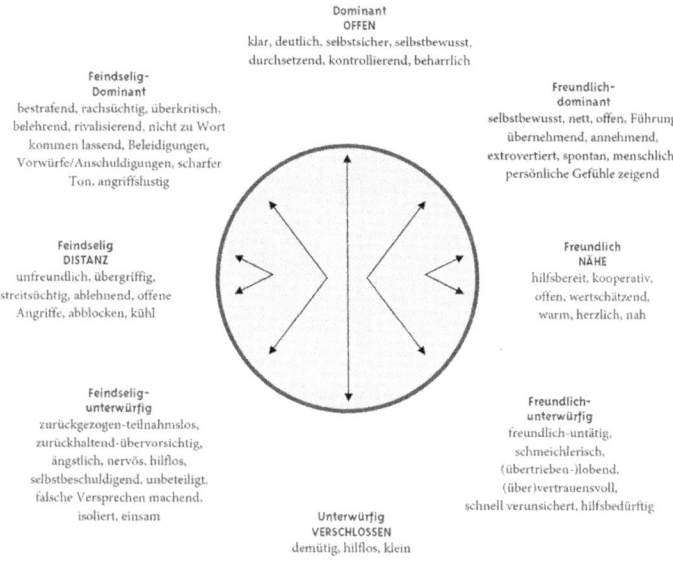

Dominant
OFFEN
klar, deutlich, selbstsicher, selbstbewusst,
durchsetzend, kontrollierend, beharrlich

Feindselig-
Dominant
bestrafend, rachsüchtig, überkritisch,
belehrend, rivalisierend, nicht zu Wort
kommen lassend, Beleidigungen,
Vorwürfe/Anschuldigungen, scharfer
Ton, angriffslustig

Freundlich-
dominant
selbstbewusst, nett, offen, Führung
übernehmend, annehmend,
extrovertiert, spontan, menschlich,
persönliche Gefühle zeigend

Feindselig
DISTANZ
unfreundlich, übergriffig,
streitsüchtig, ablehnend, offene
Angriffe, abblocken, kühl

Freundlich
NÄHE
hilfsbereit, kooperativ,
offen, wertschätzend,
warm, herzlich, nah

Feindselig-
unterwürfig
zurückgezogen-teilnahmslos,
zurückhaltend-übervorsichtig,
ängstlich, nervös, hilflos,
selbstbeschuldigend, unbeteiligt,
falsche Versprechen machend,
isoliert, einsam

Freundlich-
unterwürfig
freundlich-untätig,
schmeichlerisch,
(übertrieben-)lobend,
(über)vertrauensvoll,
schnell verunsichert, hilfsbedürftig

Unterwürfig
VERSCHLOSSEN
demütig, hilflos, klein

Kiesler-Kreis, Donald J. Kiesler, 1983

Die Mittelachse von oben nach unten ist der wichtigste Teil des Kreises: Sie zeigt, dass dominantes Verhalten von Person X, nennen wir sie Anna, bei Person Y, nennen wir sie Otto, unterwürfiges Verhalten auslöst. Das heißt: Spricht Anna klar, selbstsicher und beharrlich Otto an (egal wann, egal wo), wird Otto wahrscheinlich unterwürfig reagieren. Andersherum gilt dasselbe Prinzip: Wenn Otto auf Anna zugeht, sich dabei hilflos zeigt und sich selbst klein macht, wird Anna automatisch selbstsicher und somit dominant reagieren. Eigentlich ganz einfach, oder?

Ganz anders verhält sich die horizontale Achse. Denn sie gibt es nicht. Wie bitte? Ganz einfach: Verhält sich Anna feindselig, also kühl, unfreundlich oder ablehnend, wird Otto sich exakt genauso verhalten. Genau so funktioniert es umgekehrt: Baut Person Anna Nähe auf, spricht freundlich, wertschätzend und zugewandt, wird Otto sich auch so benehmen.

Menschen, die unter Depressionen leiden, liegen im Kiesler-Kreis meist im unteren und im linken Bereich (von freundlich-unterwürfig bis feindselig-dominant) und lernen im Rahmen des Programmes, sich nach oben rechts zu bewegen (von dominant bis freundlich-nah).

Die Feuerprobe

In der Klinik mussten alle CBASP-Teilnehmer zur Gruppentherapie. Das klang in meinen Ohren ein bisschen wie Gruppensex, und genau das ist es auch. Gruppensex. Nur eben in der Klinik. Und mit einem Therapeuten.

Spaß beiseite. Der traurige Thomas meldete sich. Er hatte ein Date gehabt und wollte darüber sprechen, denn das Date war komplett schiefgegangen. Der Therapeut, nennen wir ihn Herrn Buch, hakte nach: »Was haben Sie zu ihrem Date gesagt? Wie hat sie reagiert?«

Thomas war mit der Frau, nennen wir sie Fräulein Sexy, eine halbe Stunde spazieren gegangen. An der U-Bahnhaltestelle angekommen, schwiegen beide verunsichert. Die

Stimmung sei total komisch gewesen, berichtet Thomas. Er habe dann leise gesagt: »Das ist jetzt aber komisch, ich weiß auch nicht so recht.« Daraufhin hatte sich Fräulein Sexy verabschiedet. Hinterher sei Thomas sehr traurig gewesen, denn er mochte Fräulein Sexy eigentlich sehr. In der Gruppe brach er nun in Tränen aus. Ich fühlte mit.

Der Therapeut machte auf einem großen Flipchart Notizen. Dann hielt er das Ergebnis fest (Frl. Sexy verabschiedet sich, Thomas ist unglücklich). »Stichwort Kopfkino: Was ging in Ihren Gedanken vor sich?«, fragte Herr Buch.

»Sie mag mich sicher nicht. Eigentlich hätte ich Lust, mit ihr etwas trinken zu gehen, aber sie findet mich bestimmt komisch«, sagte Thomas. Flipchartkritzelgeräusche.

Nebenbei gesagt: In einer großen Runde über die eigenen Schwächen und Peinlichkeiten zu berichten, ist ziemlich mutig.

Im nächsten Schritt stellten wir fest, wo sich Thomas beim Date im Kiesler-Kreis befand: feindselig-unterwürfig. Thomas nickte. Herr Buch: »Wie hättest du dich eigentlich gerne verhalten?« Thomas tippte mit dem Finger auf seine Lippen. »Eigentlich wäre freundlich-nah das Richtige gewesen. Aber das ging nicht. Irgendwie.«

»Kopfkino, Thomas.« – »Ja, das muss sich ändern, oder?« Der Therapeut strich die bisherigen Kopfkino-Sätze durch und setzte mit dem Rotstift an. »Welche Gedanken brauchst du, damit es besser läuft?« Thomas lächelte:

»Schreiben Sie: Ich schaffe das! Und dann noch ... No risk, no fun!«

Dann kam die Feuerprobe. Thomas musste sein Date nachspielen – und zwar freundlich-nah. Hier und jetzt, vor der Gruppe. Er wurde rot. Ich konnte sehen, wie viel Überwindung ihn das kostete. Patientin Petra spielte stellvertretend Fräulein Sexy.

»GO, THOMAS, GO!«

Erst stand Thomas da und blickte nach unten. Ein trostloses Bild. Er hob den Blick, zog die Schultern zurück und sah sein Date an. »Und was machen wir jetzt? Was willst du?«, fragte er. Stille. Sie reagierte nicht und schaute auch auf den Boden.

»CUT!«

Herr Buch fragte Petra, wie sie sich jetzt fühlt. »Naja, ein bisschen komisch ist das schon.« Patientin Gerda meldete sich: »Der Anfang war gut, du hast dich aufgerichtet und nicht mehr traurig geguckt, aber das, was du gesagt hast, das war blöd, das war ... unterwürfig.«

»GO!«

Thomas ruckelte sich zurecht, hob seinen Blick, schaute Petra an und sagte nett, aber bestimmt: »Ich fand den Abend bisher toll! Ich würde gerne mit dir noch was trinken gehen. Bist du dabei?« und zwinkerte Fräulein Sexy zu. Die reagierte sofort: »Klar! Gerne! Wohin?« Alle Patienten klatschten und lachten, Thomas am allermeisten. Uff.

In den kommenden zwölf Wochen übte ich mit den anderen Patienten freundlich-nahes und dominantes Verhalten, bis ich selbst aus den schwierigsten Situationen herauskam. Bis heute denke ich im Kiesler-Kreis. Es ist wie eine Schablone, die ich bei Bedarf über Besprechungen, Treffen mit Freunden oder auch über Krisengespräche lege – und mein Verhalten in der Situation dann binnen Sekunden ändere.

Klatschen für Doktor Bammer

Zu Beginn der Zwölf-Wochen-Therapie hatte ich immer wieder Phasen, in denen ich am Boden zerstört und traurig war – ohne zu wissen, woher diese Gefühle kamen. Ich zog mich auf mein Zimmer zurück und wollte nur noch schlafen, schlafen, schlafen. Denn im Schlaf hatte ich keine Depressionen, dafür Ruhe und auf eine Art: Frieden. Wenn ich ganz ehrlich bin, dann war diese Flucht in den Schlaf ähnlich wie eine Flucht in den Tod – nur, dass ich nicht starb, sondern jeden Tag wieder erwachte. An einem dieser Nachmittage schleppte ich mich zur Arztvisite und klagte über meine Verzweiflung.

Der Stationsarzt, Doktor Bammer, ein großer Typ, Mitte 30, mit gestylter Frisur, hatte mir in aller Ruhe zugehört, als er plötzlich aufstand und mich aufforderte: »Und jetzt klatschen sie über dem Kopf in die Hände und drehen sich im Kreis!« Auf keinen Fall, Doktor Bammer, dachte ich elend. »Aufstehen, jetzt!« Ich hatte keine Wahl, richtete mich langsam auf und klatschte trotz meines Kummers wie ein Depp in die Hände. Sechzig lange Sekunden stand ich also mit einem durchgeknallten Psychiater im Besprechungsraum, klatschend, drehend, schließlich johlend. Nicht, dass das Spaß gemacht hätte. Die Sekunden fühlten sich an wie Minuten und wollten nicht enden.

Als sich Doktor Bammer setzte, fiel ich erlöst in den Stuhl. »Wie geht es Ihnen?« Erst jetzt fiel mir auf, dass ich zwar keine Erleuchtung erlebt, aber die Gefühle der Trauer mindestens um die Hälfte an Intensität verloren hatten. »Besser«, antwortete ich. »Machen Sie das! Immer wieder! Sie werden sehen, wie sich das auf Ihr Wohlbefinden auswirkt.«

Ich bin nicht sicher, auf welchem Konzept Doktor Bammers Methode beruhte, aber es könnte die Körperpsychotherapie nach Wilhelm Reich sein. Bei dieser Therapie geht man davon aus, dass Körperhaltung, Gestik und Mimik nicht nur Ausdruck von Gefühlen sind, sondern auch auf sie zurückwirken. Indem man sich den körperlichen Ausdruck bewusst macht und gezielt ändert, kann man diesem Modell zufolge auch das psychische Erleben erfahren und verändern. So bekommt man ein Instrument in die Hand, mit dem man direkt Einfluss auf seine Stimmung und Wahrnehmung nehmen kann.

Ich gebe zu, dass ich diese Übung konkret so nie wieder gemacht habe. Sie ist einfach zu schwer, wenn es mir schlecht geht. Und trotzdem habe ich das Prinzip verstanden: Meine Psyche reagiert auf meinen Körper, nicht nur umgekehrt. Wenn ich also merke, dass ich aus irgendeinem Grund schlecht gelaunt bin und seit Stunden eine Hackfresse ziehe, zwinge ich mich, mindestens eine Minute zu lächeln und warte ab. In den meisten Fällen hebt das meine Stimmung um gefühlte zehn Prozent an und hilft mir, mich von der Situation zu lösen. In seltenen Fällen fange ich sogar an, lauthals zu lachen, weil ich meine Weltuntergangsstimmung so komisch finde.

Wie ich heute lebe

Die Therapien haben mich verändert. Ich bin offener, ehrlicher, direkter geworden. Wütend bin ich nur noch selten. Ich lache mehr und gehe freundlicher auf Menschen zu. Beziehungen beende ich, wenn ich zu sehr darunter leide. Deshalb bin ich heute Single und habe weniger Freunde als zuvor. Doch ich bin glücklich. Und für meine zwei besten Freunde würde ich die Hand ins Feuer legen.

Beziehungen, in denen man sich wohlfühlt, wirken sich auch auf die Gesundheit aus. Und darauf, wie glücklich man insgesamt ist. Das haben Forscher der Harvard Medical School herausgefunden, die über 75 Jahre lang Menschen befragt haben, wie es ihnen geht.[12] Demnach kommt es nicht darauf an, dass man viele Freunde hat, sondern darauf, dass man zu seinen Freunden eine gute Beziehung

---

12   Grant Study of Adult Development, 1938-2000.

pflegt. Wer sich glücklich fühlen möchte, sollte seine Prioritäten überprüfen und die Beziehungen zu Freunden, zur Familie und im Umfeld in den Mittelpunkt rücken.

Ich bin heute ein anderer Mensch, auch wenn ich noch Martin heiße. Meine Krankheit hat nicht gewonnen, denn ich habe gelernt, gut mit ihr zu leben.

Teil 2

Gefühle zulassen

»Wir provozieren Depressionen selbst«

Die Psychologin Pia Callesen sagt, dass Depressive für ihre Krankheit mitverantwortlich sind. Das konnte ich so nicht stehen lassen, denn ich selbst leide unter wiederkehrenden Depressionen. Deshalb habe ich sie zum Gespräch gebeten.

Pia Callesen hat mit ihrem Buch »Lebe mehr, grüble weniger« eine Diskussion über die Wirksamkeit zeitgenössischer und anerkannter Verfahren der Psychotherapie angestoßen. Sie arbeitet als Therapeutin in Dänemark und bedient sich dort ausschließlich einer Methode: der Metakognitiven Therapie.

Davon hatte ich noch nie gehört. Ich bestellte mir Callesens Buch – und verschlang es in zwei Tagen. Was ich durch die Lektüre verstand: Callesens Methode basiert auf der Erkenntnis, dass Depressionen nicht von traumatischen Ereignissen hervorgerufen werden, sondern von unserer Art, wie wir mit Gedanken umgehen. Callesen verspricht in ihrem Buch, Betroffene innerhalb von acht bis zwölf Sitzungen heilen zu können. Für mich, der sich seit Jahren von einer Therapiesitzung in die nächste schleppt, eine ungeheuerliche Behauptung. Ich hatte Tausend Fragen. Also rief ich Callesen an.

Ich: Sie schreiben in Ihrem Buch einen Satz, der mich geärgert hat: »Wir werden nicht von einer Depression überfallen. Sie kommt nicht von außen. Wir provozieren sie selbst.« Wollen sie mir tatsächlich sagen, dass ich die Depressionen, die ich schon mein ganzes Leben lang habe, selbst verursache?

Pia Callesen: Ja und nein. Denn Sie haben es nicht absichtlich getan. Das macht niemand. Aber die gute Nachricht ist, dass Sie kein Opfer sein müssen, denn Sie können Ihre Aufmerksamkeit lenken, damit sich ihre innere Welt selbst regulieren kann. Und das ist neu: Sie müssen nicht warten, bis es vorbeigeht. Sie können tatsächlich selbst etwas tun. Wir kennen mit der Metakognitiven Therapie dafür einige Methoden und haben Erkenntnisse dazu.

Welche Erkenntnisse haben Sie denn?

Depressionen werden vom Grübeln und von der permanenten Schau nach innen aufrechterhalten.

Verstehe ich nicht.

Grübeln ist anhaltendes, langwieriges Denken. Menschen, die depressiv sind, verweilen bei ihrer Stimmung: »Warum fühle ich mich so, warum bin ich nicht glücklich?« Man bleibt bei einem Thema hängen und versucht so, seine Depression zu lösen – und genau das hält sie aufrecht. Und dann kann alles mögliche Grübeln auslösen. Sagen wir, ihr Freund oder ihre Freundin trennt sich von Ihnen und Sie beginnen zu grübeln: »Warum

hat er oder sie das getan? Oh Gott, es ist meine Schuld!«
Und dann hängen sie in den Gedanken und versuchen,
das Problem in einer Schleife nach der nächsten zu lösen.
Das Problem ist: Genau dieser Prozess sorgt dafür, dass
die unguten Gefühle bleiben.

**Das kenne ich von mir. Kleine Gedanken, Ängste oder
Sorgen werden dann relativ schnell sehr groß. Wie
viel grübeln depressive Menschen?**

Zehn Stunden am Tag, mindestens. Je depressiver man
ist, desto länger grübelt man – und desto intensiver fo-
kussiert man sich nach innen. Es gibt einen Zusammenhang zwischen der Menge an Zeit, die man mit Grübeln
verbringt und der, wie niedergeschlagen man sich fühlt. Je
öfter Menschen sich mit bestimmten Gedanken beschäftigen oder dagegen kämpfen, desto schlechter fühlen sie
sich. Der Entwickler der Metakognitiven Therapie, Adrian
Wells, hat das gut erforscht und 1994 mit Studien in seinem Buch »Attention and Emotion« dokumentiert, dass
Grübeln die Hauptursache für Depressionen ist.

**Sie sagen also, dass ich weniger nachdenken soll, da-
mit meine Depression weggeht?**

Es ist eher der ständige Fokus nach innen. Menschen, die
jahrelang schwer depressiv sind, konzentrieren sich vollständig auf ihr Innenleben. Das Grübeln ist dafür nur der
Ausgangspunkt. Dieser Fokus nach innen – im Deutschen
»Innenschau« genannt – bedeutet, dass man sich nicht
mit anderen Menschen verbunden fühlt und nicht präsent

im Moment ist. Man richtet dabei die Aufmerksamkeit nur auf die körperlichen Empfindungen, auf Gefühle, Gedanken und den eigenen Geisteszustand. Darum geht es.

Ich gebe zu, dass ich in depressiven Episoden sehr stark nach innen gerichtet bin. Auf schmerzhafte Gedanken, Erinnerungen und Zukunftsängste, die auf einmal sehr groß werden. Es fällt mir dann schwer, mich davon zu lösen.

Was wir in der Forschung jetzt wissen, ist, dass seelische Wunden wie körperliche Wunden sind. Und sie heilen auch auf vergleichbare Weise: Wenn wir sie an die Luft lassen, aber sie nicht kratzen, dann können auch die seelischen Wunden heilen und sich selbst regulieren.

Wie kann ich denn seelische Wunden an die Luft lassen?

Das Grübeln ist wie das Kratzen – indem Sie kratzen, kratzen, kratzen, wird die Wunde niemals gesund. Sie müssen Ihre geistigen Wunden in Ruhe lassen, durch Nichtstun bekommen sie Luft und dann heilen sie. Und das ist eine gute Nachricht.

Es fällt mir schwer, Ihnen das zu glauben. Meine Kindheit ist voll mit schwerwiegenden Erfahrungen. Ich wurde in der Schule jahrelang verprügelt und gemobbt. Eines Tages überfiel mich ein Mitschüler auf dem Nachhauseweg und hätte mich beinahe umgebracht. Das sind keine Lappalien, Frau Callesen. Also

**nochmal, wenn ich einfach nicht über mein Kind-
heitstrauma nachdenke, dann ...**

... ja, dann heilt es. Wir kennen das von der Posttrauma-
tischen Belastungsstörung (PTBS). Von drei Menschen,
die vergewaltigt wurden, entwickelt nur eine eine Posttraumatische Belastungsstörung. Zwei bekommen sie
nicht, ohne Therapie. Es ist also kein Naturgesetz, dass
man aufgrund eines Traumas eine PTBS entwickeln muss.
Natürlich ist das Trauma immer noch schmerzhaft, aber
wenn man den Schmerz in Ruhe lässt, reguliert er sich
von selbst.

**Für mich sind das ziemlich harte Ansagen. Ich gehöre
nunmal zu den Menschen, die aufgrund ihrer Kindheit bis heute immer wieder in schwere depressive
Episoden rutschen. Einfach »den Schmerz in Ruhe
lassen«? Schön wärs, denke ich da. Außerdem kenne
ich viele Mitbetroffene, die über ihre schmerzhaften
Kindheitserfahrungen weder nachdenken, noch sprechen wollen – und sie leiden trotzdem darunter.**

Verdrängen ist genauso schlimm wie Grübeln. Man
muss die Gedanken in Ruhe lassen, aber sie müssen auch
da sein dürfen. Folgendes Beispiel: Sie wurden in Ihrer
Kindheit von jemandem mit roten Haaren vergewaltigt.
Wenn Sie heute eine Person mit roten Haaren sehen und
einen Flashback aus Ihrer Kindheit haben, dann ist es das
Beste, den Flashback in Ruhe zu lassen. Es geht aber nicht
darum, ihn wegzudrängen. Es ist okay, den Flashback im
Kopf zu haben, aber Sie müssen damit nichts anstellen,

Sie können die Wunde selbst heilen lassen. Also: kein Verdrängen, kein Verweilen, also Grübeln.

Okay, ich lasse den Schmerz und den Flashback zu, lasse ihn zu Ende gehen. Was tue ich dann?

Nichts. Jedes Mal, wenn Sie eine rothaarige Person sehen, werden sie weiter heilen. Wenn Sie das zehnte Mal jemanden mit roten Haaren sehen, haben Sie keinen Flashback mehr.

So wie ich mich kenne, würde mich jede rothaarige Person eher zurückwerfen und ich müsste mich erst einmal sammeln. Ich kann mir schwer vorstellen, dass die Konfrontation mich auf diese Weise »heilen« kann. Und wenn ich Ihre These zu Ende denke, dann bedeutet das, dass alle Therapien, die ich in den vergangenen elf Jahren gemacht habe, falsch waren.

Nun, das ist ein neuer Triggergedanke.

Aha.

Triggergedanken haben ihren Ursprung in unserer Vergangenheit. Und sie repräsentieren einen Wert. Wenn wir also große Angst um unsere Gesundheit haben und es uns wichtig ist, dass wir stets wohlauf sind und keinen Krebs bekommen, dann ist ein Triggergedanke: »Oh nein, habe ich einen Tumor in meinem Kopf? Bekomme ich jetzt Krebs?«

Triggergedanken reflektieren in der Gegenwart etwas, was sie in ihrer Vergangenheit erlebt haben. Wenn Sie beispielsweise schlechte Erfahrungen mit Frauen gemacht haben und sich für ein neues Date verabreden, dann könnten Triggergedanken so klingen: »Sie ist bestimmt genau wie die anderen Frauen.«

Aber man kann die Vergangenheit nicht ändern, indem man über sie grübelt. Mein bester Rat ist, Triggergedanken einfach in Ruhe zu lassen. Es wird Ihre Stimmung senken, wenn Sie sich mit der Vergangenheit beschäftigen.

Mir geht es an dieser Stelle nicht um Triggergedanken, sondern um Ihre Perspektive und Bewertung diverser Therapiemethoden und -standards. In der Kognitiven Verhaltenstherapie werden Überzeugungen und sogenannte Glaubenssätze – mit denen Betroffene die Welt wahrnehmen und nach denen sie sich verhalten – überprüft und mit neuen Überzeugungen ersetzt. Dieser Ansatz ist sehr verbreitet. Auch ich bin damit therapiert worden. Sie sagen jetzt, dass ich und andere Betroffene dank dieser Therapie länger depressiv bleiben, als wir müssten.

Natürlich. Immer mehr Menschen leiden unter Depressionen. Die Weltgesundheitsorganisation WHO sagt, dass die Depression die führende Krankheit der gesamten Menschheit ist. Also sind unsere derzeitigen Lösungen nicht wirklich effektiv – und wir müssen über Alternativen nachdenken. Wenn man seine Geschichte kennen will, dann kann man natürlich seine Kindheit analysieren. Aber das ist nicht der Weg, um aus einer Depression herauszukommen. Wir wissen jetzt aus vielen Studien, dass diese nach innen gerichtete Aufmerksamkeit Depressionen aufrechterhält.

Nochmal konkret, was soll ich stattdessen tun?

Sie müssen sich Ihrer auslösenden Gedanken bewusst sein. Bei welchen Triggergedanken verweilen Sie normalerweise? Bei Selbstmordgedanken, negativen Selbstwertgedanken, wie »ich bin nicht gut genug«? Sie sollten sich darüber bewusst sein, dass sie grübeln.

Gut. Kann ich. Und dann?

… können wir versuchen, Sie genau dem auszusetzen, was Sie eigentlich vermeiden wollen. Wenn Sie beispielsweise den ganzen Tag müde im Bett liegen, weil Sie vermeiden wollen, mit Kolleg:innen zu reden, aus Angst, dass diese Sie nicht mögen – dann suchen Sie genau diese Situation auf, setzen sich den Triggergedanken aus und üben, diese in Ruhe zu lassen.

Moment. Wenn ich depressiv bin, kann ich nicht einfach aufstehen und zur Arbeit gehen. An manchen Tagen schaffe ich es nicht einmal zu duschen. Das ist doch ein Symptom meiner Krankheit.

Man muss auch nicht damit beginnen, dass man aufsteht. Wenn Sie schwer depressiv sind, dann machen sie im Bett unser Aufmerksamkeitstraining: Über einen Lautsprecher oder Kopfhörer lassen Sie drei Mal täglich verschiedene Geräusche abspielen, beispielsweise Vögel, Straßenverkehr und so weiter. Darauf fokussieren Sie ihre Aufmerksamkeit. Sie verschieben in diesen Momenten den Fokus von innen nach außen. Das ist der erste Schritt. Wenn Sie das zwei oder drei Wochen üben, wird sich ihre Stimmung anheben. Und dann können Sie aufstehen und sich beispielsweise das erfolgreiche Leben ihrer Freunde auf Facebook ansehen – aber die Triggergedanken, die dabei auftauchen, in Ruhe lassen.

Soll ich mir in einer schweren Depression drei Wochen lang Vogelgeräusche anhören, damit es mir besser geht?

Sie können es immerhin probieren. Übrigens können Sie die Therapie auch online machen. Wir bieten das an.

Ich habe nachgesehen. Die Online-Therapie kostet pro Sitzung knapp 150 Euro – das kann ich mir beim besten Willen nicht leisten.

Derzeit gibt es keine kostenlose Metakognitive Therapie. Nirgends. Was tun Sie also, wenn Sie diese Therapie wollen und überhaupt kein Geld haben? Nun, die beste Lösung ist es, mein Buch zu lesen und zu versuchen, die Übungen, die ich darin vorstelle, so gut wie möglich umzusetzen. Das ist besser als nichts, denke ich.

Es fällt mir schwer, an die Wunder zu glauben, von denen Sie sprechen.

Es ist wichtig zu verstehen, dass es nicht um Wunder geht. Sie werden auch mit dem Metakognitiven Therapie-Ansatz immer noch traurige Gefühle erleben. Das ist keine Methode, dank der Sie die ganze Zeit in einer gehobenen Stimmung sind oder permanent glücklich. Aber der Unterschied ist, dass sie eine negative Stimmung nicht aufrechterhalten. Wenn Sie also einen Menschen sehr mögen und der Ihnen sagt: »Ich mag Dich nicht«, dann kommt Ihnen vielleicht der Gedanke: »Ich bin nicht gut genug.« Aber wenn Sie sich nicht weiter damit beschäftigen, dann ist der Gedanke am nächsten Tag weg.

Tatsächlich? Wenn ich in einer Depression bin, dann habe ich jedoch nicht nur einen, sondern 10, 15, 20 Triggergedanken, die immer wieder kommen. Und jeder einzelne tut weh.

Das ist wie ein laufendes Band im Sushi-Restaurant, bei dem unterschiedliche Sushi-Gerichte an ihnen vorbeiziehen. Das Entscheidende ist, dass Sie keinen Gedanken »herausnehmen« und bei ihm bleiben. Und dann ist es egal, ob es nur einer ist oder fünfzig verschiedene. Die Lösung ist dieselbe: Man lässt den Gedanken in Ruhe, lässt ihn vorbeiziehen.

Ich bin doch kein Bahnhof!

Um das Prinzip zu verdeutlichen, mache ich mit meinen Patient:innen eine Übung. Dabei bewerfe ich sie mit

Papierkügelchen, die den Tsunami der Gedanken symbolisieren.

In der ersten Runde müssen die Patient:innen sich mit Händen und Füßen gegen die Kügelchen wehren, um nicht getroffen zu werden. Und ich frage sie: »Wie fühlt sich das an?«o Die Patient:innen sagen dann meistens: Das Kämpfen gegen die Kügelchen ist anstrengend. In der nächsten Runde bombardiere ich sie erneut. Jedoch ist die Aufgabe jetzt, dass die Patient:innen so wenig Energie wie möglich aufwenden – also nur beobachten, dass Sie von diesem Bombardement getroffen werden.

Natürlich spüren sie die Kügelchen, aber unternehmen so wenig wie möglich dagegen. Und dann können die Patient:innen einen Unterschied spüren, es fühlt sich anders an, wenn man keinen Widerstand leistet. Danach frage ich: Was ist die beste Strategie, wenn Sie einen sehr schlechten Tag mit Tausenden von Triggergedanken haben? Natürlich ist die Schlussfolgerung, dass es besser ist, diese Tausenden von Triggergedanken nicht zu bekämpfen. Das ist eine Metapher dafür, dass Sie die Wahl haben. Sie brauchen einen Triggergedanken nicht zu bekämpfen, und auch nicht Tausende.

Sie vergleichen Triggergedanken mit Papierkügelchen? Was Sie von ihren Patient:innen verlangen hört sich unmöglich an, wenn es nicht um Papier geht, sondern um schmerzende Gedanken.

Viele glauben, dass das sehr schwierig ist.

Verständlich.

In der Therapie trainieren wir mit den Patient:innen so, dass wir die Konfrontation mit spezifischen Situationen, die Triggergedanken auslösen, langsam steigern. Mit der Zeit wird man immer besser darin, mit dem Bombardement umzugehen. Das Ziel in der Metakognitiven Therapie ist es, darin Meister:in zu werden. Dann schaffen Sie es auch an einem schlechten Tag. Wenn Sie Krebs bekommen, Ihre Freundin Sie verlässt und Sie ihren Job verlieren, dann werden Sie immer noch traurig sein. Aber Sie werden nicht in krankhaftes Grübeln geraten.

Gut, sagen wir, dass ich eine Metakognitive Therapie bei einem Therapeuten beginne und dann im Verlauf der Zeit statt zehn Mal nur noch drei Mal am Tag an Suizid denke. Auch dann besteht doch noch die Gefahr, dass ich das in die Tat umsetze.

Nicht unbedingt. Es braucht mehr als einen auslösenden Gedanken, bis sich jemand das Leben nimmt. Man muss das planen. Selbstmordgedanken die hat jeder mal, auch wenn man nicht depressiv ist. Depressive haben sie nur häufiger. Um sich jedoch zu suizidieren, braucht es mehr als einen Gedanken, denn dafür muss man viel darüber nachdenken und sich überlegen, wie man es macht, wann, wie und so weiter. Wenn man die suizidalen auslösenden Gedanken einfach in Ruhe lässt, wird es nicht zur Tat kommen.

Ich hoffe sehr, dass Sie recht haben. Wir wissen aus einer Meta-Studie, die insgesamt 2,5 Millionen Teil-

nehmer:innen erfasst[13], **dass die Suizidrate unter queeren Jugendlichen vier- bis sechsmal so hoch ist wie bei gleichaltrigen Heterosexuellen. Die Gründe dafür sind vielfältig – und Mobbing, wie ich es erlebt habe, gehört dazu. Ich finde, hierfür sollte unsere Gesellschaft Mitverantwortung tragen.**

Wurden alle von den 2,5 Millionen Teilnehmer:innen depressiv? Natürlich hat unser Umfeld immer Auswirkungen auf uns. In einem schädlichen Arbeitsumfeld werden wir immer psychisch kranke Menschen haben. Das Interessante ist doch: Nicht alle werden krank! Auch in Dänemark werden einige Menschen, die homosexuell sind, missbraucht – körperlich und seelisch. Natürlich werden diese ängstlich und depressiv. Aber nicht alle. Nicht 100 Prozent. Manchen Menschen gelingt es, selbst in diesem Umfeld nicht depressiv zu werden. Die Frage ist doch, wie sie das machen.

Sie sprechen wieder vom Individuum. Hat nicht auch die Gesellschaft einen Auftrag?

Natürlich. Absolut. Ich sage auch nicht, dass es nur am Individuum liegt und gar nicht an der Gesellschaft. Es ist beides. Natürlich muss die Gesellschaft sich verändern.

Das klingt trotzdem ein bisschen so, als dass in erster Linie die Betroffenen selbst an sich arbeiten müssen – und die Gesellschaft außen vor ist.

---

13 Das ist die Studie: Ester di Giacomo u.a.: Estimating the Risk of Attempted Suicide Among Sexual Minority Youths. In: JAMA Pediatr. 172 (2018), S. 1145–1152.

Ich sage ja nicht: Mache Dir keine Sorgen und lebe ein beschissenes Leben. Mich besuchen regelmäßig Kinder und Jugendliche zur Therapie. Manche haben keine Freunde, werden gemobbt und sind einsam. Natürlich zeigen wir den Kindern nicht nur die Metakognitive Strategie, die ist nur der Anfang. Wir beginnen damit, die Grübelzeit von zehn Stunden zu reduzieren auf beispielsweise 17 bis 17.30 Uhr. Und dann machen wir einen Plan. Sollte die Schule gewechselt werden? Wie kann das Kind Freunde bekommen? Und oft muss die Schule gewechselt werden. Es ist also beides. Denn wenn das Kind zehn Stunden grübelt, dann hat es nicht nur Probleme mit der Einsamkeit, sondern wird obendrauf noch depressiv. Diese Kids müssen lernen, Probleme zu lösen, ohne psychisch krank zu werden.

Heute nehmen immer mehr Kliniken auch das Umfeld einer Erkrankten mit ins Boot. Denn das spielt bei der Genesung eine nicht geringe Rolle.

Wenn man Depressionen als ein kollektives Problem sieht, für das sich die Gesellschaft ändern muss, dann wird man ein Opfer seines sozialen Umfeldes. Man muss also warten, bis man einen netten Chef und eine nette Frau hat, bis alles perfekt ist. Ich meine aber, dass man das gar nicht braucht, sondern, dass man als Individuum seine Depression tatsächlich selbst kontrollieren kann.

Ich habe Patienten, die mir Ähnliches berichten: »Ich habe gehört, dass mich mein direktes Umfeld, meine Familie in die Depression gebracht hat.« Darauf stelle ich folgende Frage: »Stellen Sie sich das perfekte Leben vor. Sie haben den perfekten Job, die tollste Frau und alles, was Sie sich wünschen. Kann es sein, dass Sie dann immer noch grübeln?« Die meisten antworten dann: »Ja, auf jeden Fall.« Man kann Depressionen also nicht mit einer sogenannten Rahmenoptimierung heilen.

Rahmenwas?

Die Veränderung der äußeren Umstände. Wenn man einen neuen Job hat und nicht zufrieden ist, beispielsweise. Ich merke aber, dass viele Leute nicht die Kraft haben, »nein« zu ihrem Chef zu sagen.

... und sich abzugrenzen. Kenne ich von mir.

Andere schaffen es nicht, sich von ihrem gewalttätigen Freund zu trennen. Wenn sie aber aufhören, darüber zu grübeln, haben sie mehr Energie, tatsächlich etwas zu verändern und ihr Leben zu verbessern. Und genau das ist der Punkt: Wer weniger grübelt, hat mehr Kraft, sein Leben zu verändern.

Sie gehen in ihrem Buch sogar so weit, von Heilung zu sprechen. Wie definieren sie das?

Es geht nicht nur darum, dass sich die Patienten besser fühlen, sondern darum, aus der Diagnose herauszukommen. Die Patienten erfüllen alle Kriterien für eine Depressionsdiagnose. Wir haben eine Studie mit 147 Menschen gemacht – und 80 Prozent waren schwer bis sehr schwer depressiv. 20 Prozent hatten leichte Depressionen.

Nachdem die Teilnehmer:innen eine Metakognitive Therapie absolviert haben, sieht man einen sogenannten »Cut Off«: Die Patienten erfüllen die Diagnose nicht mehr. Insgesamt 74 Prozent. Und das hält mindestens ein halbes Jahr. Für die Studie haben wir sowohl nach einem halben, als auch nach einem ganzen Jahr ein Follow-up gemacht, also die Nachhaltigkeit der Therapie bei den Patienten überprüft. Und festgestellt: Es funktioniert. Wir erreichen also nicht nur vorübergehende Erfolge, diese Menschen kommen tatsächlich aus ihrer Depression heraus.

Wenn ich depressiv und in der Klinik bin, dann helfen mir vor allem Gespräche. Mit der Psychologin, den Pfleger:innen und ganz besonders mit meinen Freund:innen. Danach geht es mir jedes Mal ein bisschen besser – und so habe ich viele schwere Episoden überstanden. Ich spreche also mit anderen Menschen über meine schmerzenden Gedanken, weil ich sie nicht einfach weiterziehen lassen kann.

Das ist ein zweischneidiges Schwert. Wenn wir mit anderen Menschen sprechen, entsteht eine Verbindung – und das Aussprechen der Gedanken und Gefühle hat auch eine heilsame Wirkung. Das fühlt sich gut an und unsere Stimmung wird kurzfristig angehoben.

Exakt. Mir hilft das enorm.

Aber: Miteinander Probleme besprechen, wird in der Psychologie auch »Co-Rumination« (gemeinsames Grübeln) genannt und darüber wurde viel geforscht, weil das tatsächlich mit der Aufrechterhaltung von Depressionen verbunden ist. Das ist in anderen Bereichen ähnlich. Bei Angstzuständen kann beispielsweise Meditation oder das Atmen in bestimmten Zeitabständen (auch Box Breathing genannt) helfen. Das Problem ist, dass diese Strategien tatsächlich kurzfristig helfen, aber die Angst auf lange Sicht aufrechterhalten. Vielleicht kennen Sie die Redewendung: »sich in die Hose pinkeln, um sich warm zu halten«?

In die Hose pinkeln?

Kurzfristig wird Ihnen warm, aber langfristig ist das keine Lösung. Ich würde also sagen, wenn Sie eine langfristige Lösung wollen, ist es besser, die Gedanken in Ruhe zu lassen, als darüber zu reden und zu schreiben. Denn auch wenn Sie mit anderen Menschen darüber sprechen, stellt sich die Frage: Hat es die Depression wirklich geheilt?

In meinem Fall schon. Ich verlasse die Klinik erst, wenn ich nicht mehr depressiv bin. Dazu kommt auch, dass ich in der Klinik nicht mehr das Gefühl habe, alleine krank zu sein. Das nimmt zumindest einen Triggergedanken (Einsamkeit) weg – und das spüre ich.

Natürlich. Das ist ein guter Weg, diesen Gedanken aufzulösen. Aber eine andere Möglichkeit ist, ihn in Ruhe zu lassen …

… dann geht er von selbst, verstanden. Ich nehme an, dass Sie ihren Patient:innen auch keine Antidepressiva verschreiben, korrekt?

Nein, nicht sofort. Das kann sich aber durchaus ändern, wenn wir herausfinden, dass die Person nicht zu den 74 Prozent gehört. Und wir empfehlen, wenn sie bereits Medikamente einnimmt, dabei zu bleiben. Ist dies nicht der Fall, fangen wir nicht damit an, wenn eine Metakognitive Therapie begonnen wird. Wenn Leute wirklich sehr schwer depressiv sind, gibt es die Möglichkeit, auch ohne Therapie anzufangen – sie können unser Aufmerksamkeitstraining machen, um ihren Fokus von innen nach außen zu zwingen. Das wird dann 14 Tage lang drei Mal am Tag geübt, und das kann genauso effizient sein wie Medikamente.

Genauso effizient wie Medikamente?

Es ist eine Hypothese. Wenn wir uns die Resultate der Metakognitiven Therapie ansehen, dann stellen wir fest, dass Menschen es mit dem Aufmerksamkeitstraining schaffen, von einer schweren Depression in eine mittlere zu gelangen. Und das ist nur das grundlegende Training. Jedoch habe ich keinen Vergleich dazu und kann es auch nicht belegen. Deshalb ist es ein Hypothese.

Wo sehen Sie die Grenzen der Metakognitiven Therapie?

Wir wissen nicht so viel über die 26 Prozent, denen sie nicht hilft. Aber was wir in der Klinik sehen, ist, dass die meisten Menschen positive Überzeugungen über die Nützlichkeit des Grübelns haben, und wenn wir diese nicht umstrukturieren können, dann werden die Menschen weiter grübeln.

Was sind »positive Überzeugungen« über das Grübeln?

Zum Beispiel: »Ich glaube, dass mir das Grübeln hilft, zumindest auf kurze Sicht.« Wenn Menschen davon überzeugt sind und wir daran nichts ändern können, dann wird es natürlich schwierig. Die Grenze wäre also, wenn die Leute weiterhin denken, dass es eine gute Sache ist, bei schwierigen Gedanken zu verweilen, zu grübeln. Und dann brauchen sie natürlich eine andere Herangehensweise wie zum Beispiel die Aufarbeitung ihrer Kindheit.

Pia Callesen, geboren 1977, ist Psychologin und Psychotherapeutin und promovierte 2016 in Manchester bei Adrian Wells, dem Entwickler der Metakognitiven Therapie, zu deren Auswirkungen bei Depressionen. Callesen leitet das Center für Metakognitive Therapie in Kopenhagen, Århus, Næstved und Hellerup in Dänemark – und veröffentlichte 2020 ihr Buch »Lebe mehr, grüble weniger – Mit klarem Kopf Niedergeschlagenheit und Depression loswerden«.

Liebe ist für mich lebensgefährlich

Kaum eine meiner letzten Beziehungen hielt länger als drei Monate. Bei jeder zweiten landete ich in der Psychiatrie.

Ich liege in einem Krankenhausbett und starre an die Decke, als ich ein lautes Klopfen höre. »Ja?« Ich drehe mich zur Tür und herein tritt eine Frau mit braunen, neugierigen Augen und schneeweißen Sneakers. Sie lächelt und setzt sich auf den klapprigen Krankenhausstuhl neben meinem Bett. Sie öffnet eine schwarze Mappe, doppelklickt ihren Kugelschreiber und schaut mich erwartungsvoll an. »Guten Morgen, Herr Gommel! Wie geht es ihnen?«

Auf ihre gute Laune habe ich überhaupt keine Lust – aber ich weiß sofort, wer sie ist. Ob sie sich auch noch an mich erinnert? Denn ich bin nicht zum ersten Mal hier, auf dieser psychiatrischen Station, auf die mich meine Depressionen gebracht haben. Und ich spreche nicht zum ersten Mal mit dieser Frau, der Stationspsychologin, die mich auch bei meinem letzten mehrwöchigen Klinikaufenthalt betreut hatte. Müde erzähle ich ihr von meinem Nervenzusammenbruch, dem tagelangen Weinen und dem Notarzt, der mich schließlich in die Klinik brachte. Und ich berichte ihr von meiner neuen Partnerin, in die ich mich zwei Monate zuvor unsterblich verliebt habe.

Sie denkt nach, das sehe ich, denn sie spricht nicht, sondern kritzelt irgendwas in ihre Mappe. Dann blickt sie auf.

»Herr Gommel, kann es sein, dass Sie sich in neuen Beziehungen immer extrem verlieben?«

Was für eine unangenehme Frage.

»Fällt es Ihnen schwer, sich von ihren neuen Partnerinnen abzugrenzen?«

Ich würde mich jetzt gerne unter der Bettdecke verkriechen. Aber die Psychologin lässt nicht locker.

»Und kann es sein, dass Sie sich so lange nicht abgrenzen, bis Sie es nicht mehr aushalten und die maximale Abgrenzung brauchen – nämlich die Wände dieser Psychiatrie?«

Mein Herz schlägt auf einmal so laut, wie es immer schlägt, wenn mir jemand etwas sagt, das mein Innerstes trifft. Noch bevor ich denken kann, reagiert mein Körper: Mein Puls steigt, meine Wangen erröten. Sie hat einen wunden Punkt getroffen. Doch ich bekomme den Mund nicht auf, weil ich in meinem Kopf alle bisherigen Liebesbeziehungen im Schnelldurchlauf miteinander abgleiche. Die Fragen der Psychologin arbeiten in mir.

Heute ist das Gespräch mit der Psychologin viele Jahre her. Doch die Fragen arbeiten noch immer in mir.

Mich zu verlieben, ist meine Droge

Wenn ich mich in eine Frau verliebe und sich eine Beziehung anbahnt, gerät mein Leben buchstäblich außer Kontrolle. Schon nach wenigen Tagen empfinde ich eine vertraute Verbundenheit und bald denke ich, dass ich die Person liebe und endlich die Frau gefunden habe, mit der ich den Rest meines Lebens verbringen werde. Alles an ihr ist so Glitzer, so schön, so fabelhaft!

Leider bleibt es nicht lange bei den positiven Gefühlen.

Von vielen anderen Menschen kenne ich es so: Sie glauben, nicht komplett zu sein, wenn sie keine Partner:in haben. Zwar kommen sie im Alltag gut alleine klar, aber sie wünschen sich eine Liebesbeziehung, um so richtig glücklich zu sein.

Auch ich habe dieses Ideal verfolgt. Doch der Effekt scheint bei mir umgekehrt. Wenn ich eine neue Beziehung beginne, dann fühle ich mich twentyfourseven unvollständig, weil ich die Person so unsäglich vermisse. Sie ist wie eine Droge, die nach dem ersten Kuss-Konsum sofort abhängig macht. Ein Leben ohne ist von heute auf morgen unvorstellbar.

Und dann packt mich die Eifersucht. Wegen Kleinigkeiten. Objektiv gesehen. Nur ist, wenn ich verliebt bin, eben nichts mehr objektiv. In der Psychotherapie habe ich gelernt, diese Gedanken und Gefühle nicht zu verdrängen, denn das macht es nicht besser. Ich spreche mit meiner

Partnerin offen darüber und schildere, was in mir vorgeht. Ich fordere nichts ein, sondern erkläre die Eifersucht von Beginn an zu meinem persönlichen, nicht unserem gemeinsamen Problem. Denn das ist sie auch.

Ich bin gut darin, über meine Gefühle zu sprechen, davor habe ich keine Angst. Allerdings öffne ich mich in den ersten Wochen der Beziehung zu schnell – und oft zu weit. Ich spreche etwa über mein Kindheitstrauma. Harter Stoff. Meist versuche ich schon, mich zu bremsen, aber wenn meine Partnerin nachhakt, poltert alles aus mir heraus. Und weil das jedes Mal alte Wunden aufreißt, muss ich dabei weinen.

Mein Therapeut sagte mir vor ein paar Monaten: »Martin, das Verlieben, das Vermissen und die Eifersucht sind normal. Das erleben andere auch. Doch du erlebst das alles zehnmal intensiver.« Genau das ist mein Problem: Die alles vereinnahmende Intensität. Jahrelang habe ich versucht, sie loszuwerden. Zunächst mit radikaler Akzeptanz, dann mit dem Hinterfragen und Auseinandernehmen meiner Gedanken und Gefühle, mit Bauchatmung, Selbsthypnose, Meditation, darüber Schreiben – verdammt nochmal, ich habe sogar zu Gott gebetet.

Nichts half. Wie ich Liebe erlebe, kann ich nicht ändern.

Ich schaffe es nicht, mich abzugrenzen

Die Psychologin hatte wohl recht. Ich fühle zu viel – und deshalb kann ich mich von der neuen Liebschaft nicht abgrenzen. Der Kontakt zu meinem Bruder, mit dem ich normalerweise täglich Sprachnachrichten austausche, schläft rasch ein. Ich rühre meine Gitarre nicht mehr an, lasse das Keyboard liegen, obwohl Musik aus meinem Leben nicht wegzudenken ist. Seit meiner Kindheit schreibe ich eigene Lieder.

Wenn ich verliebt bin, verliere ich ab Tag 1 Gewicht, und zwar nicht wenig. Mein Hungergefühl schrumpft auf ein Minimum. Und weil ich ohnehin ein bisschen übergewichtig bin, stört mich das auch nicht. Allerdings tut mir das überhaupt nicht gut, wenn ich so selten esse, denn ich bin schneller gekränkt, traurig und unruhig. Ein Teufelskreis.

Bei der Arbeit stehe ich an manchen Tagen komplett neben mir. Konzentrieren kann ich mich nicht. Stattdessen gucke ich tausendmal aufs Handy und warte hibbelig auf neue Nachrichten. Mit den Gedanken bin ich kaum im Hier und Jetzt, sondern nur bei meiner Partnerin.

Außerdem bringe ich fast nicht über die Lippen, »nein« zu sagen. Ich spüre mich selbst kaum noch. Meine Wünsche und Bedürfnisse lösen sich in Luft auf und deshalb merke ich nicht, wenn ich mal ein Wochenende alleine für mich in meiner Wohnung bräuchte, mal wieder Freund:innen treffen oder länger an einem Projekt arbeiten wollen würde.

Ich vernachlässige
meinen Körper,
meine Hobbys,
meine Freunde,
mein Zuhause,
meine Arbeit,
mein ganzes Leben.

Interessanterweise verliebe ich mich meistens in Frauen, die mir darin ähnlich sind. Wir verzehren uns vor lauter Sehnsucht nacheinander, wollen uns so schnell und oft wie möglich sehen und besprechen, wann wir zusammenziehen. Nach drei Wochen. Hellooooo?

Es ist für mich lebensgefährlich, mich zu verlieben

Nicht immer, aber immer öfter folgt der Worst Case. Meine Depressionen melden sich an – und nicht wieder ab. Ich reagiere immer dünnhäutiger; unscheinbare Bemerkungen meiner Partnerin verletzen mich zutiefst. Das Gekränktsein, meine Eifersucht und das Vermissen wachsen wie eine Lawine zu einem kolossalen Schmerz – und durchstechen mein ganzes Sein. Ich weine ununterbrochen, bekomme drückende Schuldgefühle und spüre körperlich, dass ich ans Ende meiner Kräfte komme.

Und dann geht alles sehr schnell.

Ein Nervenzusammenbruch nach dem nächsten erschüttern mich – und somit auch meine Partnerin. Es fühlt sich so an, als ob mir jemand immer wieder Messer in den Brustkorb schiebt. So lange, bis ich merke, dass ich das Stechen nicht mehr lange aushalten kann. Wenn es richtig scheiße läuft, melden sich erste Suizidgedanken. Ich muss dringend raus aus meinem Körper, hinein in die Freiheit, wo keine Schmerzen sind. Nicht, weil ich sterben will. Sondern weil ich es in mir drin nicht mehr aushalte.

Darauf folgt der sogenannte depressive Stupor. Meine Hände, Beine, mein Rücken, Kopf, Arme, meine Füße, mein Bauch und irgendwann auch meine Gefühle werden gleichzeitig taub und kalt. Der Körper schiebt dem Schmerz einen Riegel vor und verbietet mir jede noch so kleine Bewegung. Allerspätestens jetzt muss ich ins Krankenhaus.

Maximale Abgrenzung.

Es gibt nur eine Lösung: das Ende der Beziehung

Der erste Schritt aus dieser Hölle ist die Aufnahme in der Psychiatrie. Der finale Schritt ist das Ende der Beziehung. Entweder macht meine Freundin Schluss – weil sie es nicht mehr mit mir aushält (was ich verstehen kann, denn ich bin in dieser Zeit kein guter Partner) – oder ich.

Trennungen sind messy, das geht allen Menschen so. Ich bin mittlerweile gut darin, sie zu verarbeiten. Ich stelle mich der

Trauer und den Erinnerungen. Sie prasseln wie feine Hagel-körner auf mich ein. Ich schreibe alles auf, bis es besser wird. Ich telefoniere jeden Tag mit meinem besten Freund und jeden zweiten mit meinem Therapeuten – bis es vorbei ist.

Die letzten sechs Beziehungen gingen innerhalb von drei Monaten in die Brüche. Nach jeder zweiten landete ich in der Psychiatrie. Verlieben ist ein Spiel mit dem Feuer, das mich das Leben kosten könnte. Mein Therapeut sagte mir einmal: »Martin, ich mache mir keine Sorgen, wenn du eine Beziehung beendest. Ich mache mir Sorgen, wenn du dich neu verliebst.«

Sobald ich Single bin, blühe ich auf

Nach meiner letzten Trennung vor einem dreiviertel Jahr ertappte ich mich dabei, wie ich meinem besten Freund eines Abends erzählte, dass es vielleicht nicht sinnvoll für mich ist, eine Beziehung zu führen. Nicht nur jetzt, sondern generell. Im selben Moment spürte ich, wie beruhigend die-ser Gedanke für mich war. Und das spüre ich noch heute.

Sobald ich Single bin, geht es mir besser. Ich blühe auf. Schon einen Tag nach der schlimmsten Trennung erlebe ich große Erleichterung. Nicht, weil die andere Person so schlimm für mich war, sondern weil ich selbst so schlimm für mich war.

Das macht sich auch an meinem Therapiebedarf bemerk-bar. Sobald ich eine Beziehung starte, telefoniere ich zweimal pro Woche mit meinem Therapeuten. Mindestens. Ohne Partnerschaft brauche ich kaum psychotherapeutische Begleitung. Wenn ich wieder Single bin, geht es mir, nunja, ich würde sagen um gefühlt 70 Prozent besser. Ich werde aktiver, schreibe neue Lieder und vor allem: Ich freue mich auf die Arbeit!

Aber warum fühle ich so viel Schmerz und Leid in Liebesbeziehungen? In keinem anderen Lebensbereich habe ich diese Symptome. Ich rufe meinen Psychotherapeuten Johannes an, der mich seit vier Jahren begleitet, um über diese Frage zu sprechen..

Wir schauen uns noch einmal meine Kindheit an. Jahrelang wurde ich von einer wichtigen erwachsenen Bezugsperson geschlagen, misshandelt und emotional erpresst. Doch es gibt auch eine genetische Seite. In der Familie meiner Mutter leidet jede:r Zweite an Depressionen. Eine meiner Cousinen nahm sich vor drei Jahren das Leben.

Am Ende unseres Gesprächs äußert Johannes vorsichtig eine Vermutung: »Es kann sein, dass du zusätzlich zu deiner veranlagten Neigung zur Depression eine Posttraumatische Belastungsstörung hast. Vielleicht ist es auch eine Traumafolgestörung. Aber deine Symptome und Geschichte deuten darauf hin, dass du als Kind von einer wichtigen Person so fertiggemacht wurdest, dass Liebesbeziehungen genau dieses Trauma triggern.«

Eigentlich glaube ich an die Liebe meines Lebens

Ja, es geht mir besser, wenn ich alleine bin. Aber eigentlich möchte ich das nicht. In mir ist immer noch dieser Wunsch: Ich möchte zu zweit durchs Leben gehen. Der tägliche Gedankenaustausch, die emotional-körperliche Nähe und das Miteinander – das sind mein Ideale. Ich habe schon immer von der Liebe meines Lebens geträumt. Ja, ich hoffte, dass es die Eine gibt, die ich nur finden muss.

Aber die Kosten sind mir zu hoch. Für die Liebe meines Lebens kann ich nicht mit dem Leben selbst bezahlen, wenn doch schon auf der Suche danach meine Depression kickt. Deshalb habe ich mich dafür entschieden, Single zu bleiben. Dieses Jahr. Es ist ein Versuch. Vielleicht schaffe ich auch die nächsten Jahre. Vielleicht bleibe ich sogar für immer allein.

Denn eines ist sicher: Ich war noch nie in der Psychiatrie und gleichzeitig Single. Noch nie suizidal und gleichzeitig Single. Noch nie Single und depressiv.

Es reicht allerdings nicht, Tinder und OkCupid vom Handy zu schmeißen. Das bedeutet auch, dass ich Gelegenheiten nicht wahrnehme, die sich im Real Life ergeben. Es bedeutet, auf Möglichkeiten und klare Interessensbekundungen nicht einzugehen, Gespräche versanden zu lassen und Menschen ziehen zu lassen. Vielleicht sogar die Liebe meines Lebens. Aber das ist jetzt nicht wichtig. Wichtig ist, dass es mir gut geht und dass ich meiner Krankheit keine fucking Chance mehr biete.

Ich will es mir schön machen in diesem Leben. Ich will ein guter Vater für meine Kinder sein. Ein guter Erzieher in der Kita und ein guter Reporter für psychische Gesundheit. Ich will noch viele Lieder schreiben und vielleicht nächstes Jahr eine Platte veröffentlichen.

Das alles ist genug für mich. Ich bin genug.

Mobbing ist Psychoterror

Die Gesellschaft verharmlost ein Phänomen, das Betroffenen jahrzehntelang das Leben versauen kann. »Kinder sind halt so« darf keine Entschuldigung sein.

Was hätte dir damals am meisten geholfen? Was hättest du dir gewünscht?

»Ehrlich gesagt den Tod. Oder Lehrer, die mich fair behandeln, die eingreifen und nicht noch zusätzlich draufhauen. Oder vielleicht Therapeuten, die nicht mit Unverständnis auf eine weinende Schülerin reagieren, weil sie mit Stöcken und Vogelkot beworfen und beschimpft wurde. Nicht jemanden, der es als Fortschritt sieht, weil es ja dieses Mal keine Steine und Spucke waren.« Das antwortet Sarah in meiner Leserumfrage zu Erfahrungen mit Mobbing in der Schule.

Sarah ist nicht alleine. Einer Studie zufolge[14] gaben rund 13 Prozent der befragten Schüler:innen in Deutschland an, unmittelbare Erfahrungen mit Mobbing gemacht zu

---

14 Das ist die Studie: Saskia M. Fischer u.a.: Mobbing und Cybermobbing bei Kindern und Jugendlichen in Deutschland – Querschnittergebnisse der HBSC-Studie 2017/18 und Trends. In: Journal of Health Monitoring 5 (2020), S. 56-72.

haben – und 8,3 Prozent, dass sie selbst gemobbt worden sind. Rechnet man das herunter, bedeutet das: In jeder Klasse werden durchschnittlich zwei bis drei Kinder gemobbt.

Noch einmal: Zwei bis drei Kinder pro Klasse. Ich glaube, dass Mobbing gesellschaftlich massiv unterschätzt wird. Seit Jahren bin ich als Erzieher tätig, ich habe minderjährige Geflüchtete betreut, in Kinderheimen meine Ausbildung gemacht und ich war als Schulsozialarbeiter tätig. Ich habe erlebt, wie Mobbing täglich Kindern und Jugendlichen zusetzt. Trotzdem war ich oft der Einzige, der das Thema in Teamsitzungen auf den Tisch brachte.

Ungefähr so habe ich diese Gespräche in Erinnerung:

Ich: »Schon wieder ein Fall unter den Jungs. Wir müssen aktiv werden. Alle. Es kann nicht sein, dass wir mit ansehen, wie Kinder, die wir begleiten, gemobbt we...«

Kolleg:innen: »Wir sehen dein Bedürfnis, Martin. Sprich dich ruhig aus, das hat seine Daseinsberechtigung.«

Ich: sage nichts. Weil ich nicht weiß, was ich auf die Aussage der Kolleg:innen erwidern soll.

Protokollierender Kollege mit Blick auf den Kalender: »Allerdings stehen nächste Woche Supervision, große Teamsitzung und die Weiterbildung zu selbstverletzendem Verhalten unter Schüler:innen an.«

Ich: sage immer noch nichts. Weil ich gerade noch viel weniger weiß, wie ich auf diese Ignoranz antworten soll.

Vorgesetzter: »Mensch, Martin, TOLL, dass du dich dafür einsetzt! Du kannst ja mal ein Konzept in Word ausarbeiten. Machst du bitte noch einen Kaffee?«

Das Chamäleon mit dem Namen Mobbing ist ein Drache

Ja, ich weiß, ich klinge möglicherweise bitter. Aber, liebe Leute, so wird das nix.

Das Thema Mobbing ist wie ein Chamäleon: Meistens wird es zu spät erkannt als das, was es eigentlich ist. Nämlich ein Riesenproblem. Mich lässt der Eindruck nicht los, dass viele meinen: »Kinder sind halt so.« Oder: »Naja, alles nicht so wild.« Oder: »Stimmt, wir müssen dringend was unternehmen, das geht so nicht ... Oh, guck mal, so sieht das neue I-Phone aus.«

Selbst Psychotherapeut:innen scheinen hier einen blinden Fleck zu haben. Ich war in meinem Leben fünf Mal in der Psychiatrie, ich habe seit meiner Kindheit wiederholt auftretende Depressionen. In ziemlich vielen Therapiegesprächen sprachen wir über meine Kindheit, aber in keinem einzigen sprachen wir über mein Verhältnis zu Gleichaltrigen.

Das Chamäleon mit dem Namen Mobbing ist ein fucking Drache. Es hat langfristige Folgen für die menschliche

Psyche. Es ist verführerisch, denn Mobbing-Täter:innen sind die Stars und Sternchen der Klasse. Aber es gibt nachhaltige (!) Strategien dagegen, die sich die Lehrer:innen, die das hier lesen, zu Herzen nehmen sollten.

In meiner Realschulzeit gab es Plakataktionen gegen mich

Wenn ich das Wort »Mobbing« höre, denke ich auch an meine Vergangenheit. Ich wurde jahrelang in der Realschule ausgelacht, bespuckt und geschlagen. Mein Nachname galt als Schimpfwort. Einmal hatten sich alle Schüler:innen der Klassen 5 bis 10 in der großen Turnhalle versammelt. Dort hörten wir einen Vortrag über die weißrussische Stadt Gomel (auch Homel), die infolge der Nuklearkatastrophe in Tschernobyl kontaminiert war. Schon während des Vortrags kicherten einige und zeigten auf mich. Zur großen Pause hing am Schuleingang ein Plakat: »HILFE FÜR GOMMEL.«

Ich hatte zu Beginn keinen blassen Schimmer, was all diese Gewalt und dieser Hass mit mir zu tun hatten. War ich strunzdumm, wie alle sagten? Waren mein Körper, mein Gesicht, meine Haut grottenhässlich? Nach ein paar Monaten setzte mein Selbsthass ein. Ich hasste meinen Nachnamen, meine Person und ich hasste dieses verfickte, zerstörte Leben.

In mir trug ich das beißende, mich bis heute nachts heimsuchende Gefühl, es verbockt zu haben: selber schuld.

Wenn du lange genug wie Scheiße behandelt wirst, glaubst du irgendwann, dass du Scheiße bist. Im Alter von zwölf Jahren war ich am Ende – und Suizid wurde eine Option, die ich in Erwägung zog.

Die psychischen Folgen von Mobbing sind verheerend

Als ich für diesen Artikel recherchierte, merkte ich bald, dass ich mit dieser Erfahrung nicht alleine war. Bald stieß ich auf Literatur, die belegte, wie weit die Folgen von Mobbing reichen und wie tief sie gehen. So fand ich ein Interview mit dem Kinder- und Jugendpsychiater Dieter Wolke[15], das mir zu denken gab. Wolke ist Wissenschaftler an der britischen University of Warwick und erforscht unter anderem die Langzeitfolgen von Mobbing. Er berichtet von zwei Studien aus den USA und Großbritannien, die zeigen, dass Opfer von Mobbing psychische Probleme wie Depressionen und Angstzustände entwickeln – und zwar häufiger, als Opfer von sexuellem Missbrauch und Misshandlung das tun.

Sexueller Missbrauch und Misshandlung sind mit das Schlimmste, das einem Kind oder Jugendlichen widerfahren kann – es zeichnet dich ein Leben lang. Der Jugendpsychiater setzt im Interview noch einen drauf:

---

15 Dieter Wolke: „Wichtige Entwicklungseinflüsse wurden übergangen". Auf: https://www.escap.eu/ (abgerufen am 10.11.2021).

»Eine unserer Studien zeigt zum Beispiel, dass 27 Prozent aller Depressionen auf Bullying zurückzuführen sind.[16] Ähnliche Ergebnisse liegen für Angststörungen, gesteigertes selbstverletzendes Verhalten und Suizid sowie psychotische Symptome vor.«

Mit 6.719 Teilnehmenden handelt es sich bei dieser Studie nicht gerade um ein kleines Experimentchen. Depressionen haben unter vielen anderen ein Symptom: Suizidalität. Um wirklich sicher zu sein, stelle ich einer Forscherin die Frage: »Ist es korrekt, wenn ich sage, dass die Wahrscheinlichkeit, sich das Leben zu nehmen, steigt, wenn man in der Kindheit und Jugend gemobbt wurde?« »Das ist korrekt.«

Die Bestätigung gibt mir Vanessa Jantzer, Psychologin am Universitätsklinikum Heidelberg. Sie forscht seit zehn Jahren über Mobbing an Schulen, hat an 30 Schulen in Deutschland ein Präventionsprogramm (nach Dan Olweus) getestet und erarbeitet gerade ein neues Programm, in der Hoffnung, mehr Schulen dafür zu gewinnen. Dan Olweus war ein norwegischer Professor an der Universität Bergen und gilt als Gründervater der Mobbingforschung, die er in den 1980er Jahren ins Leben rief.

Jantzer sagt: »Es gibt Studien, die zeigen, dass selbst zehn Jahre später das Risiko für psychische Störungen erhöht

---

16 Zur Studie: Lucy Bowes u.a.: Peer victimisation during adolescence and its impact on depression in early adulthood: prospective cohort study in the United Kingdom. In: BMJ 350 (2015).

ist (Angststörungen oder Depressionen)[17] – und auch im Alter von 40 oder 50 Jahren sind Lebensqualität und Beziehungen eingeschränkt. Partnerschaften und Freundschaften leiden darunter, weil den Betroffenen positive Erfahrungen in der Peergroup fehlen.« Allerdings gebe es resiliente Betroffene, die keine Folgestörungen entwickeln – Mobbing mache also nicht immer krank, aber das Risiko sei erhöht.

Auf gut Deutsch: Mobbing kann dein soziales Leben jahrzehntelang zerstören.

Marie geht das ähnlich. Sie berichtet in meiner Umfrage: »Ich habe eine sehr schlechte Meinung von mir, halte mich für dumm und hässlich. Ich habe Depressionen und eine soziale Phobie entwickelt. Dadurch bin ich in der Arbeit nicht sehr belastbar. Zum Glück wurde mir eine Teilerwerbsminderungsrente bewilligt.« Sie habe Probleme mit anderen Menschen und lebe alleine.

Diese Zahlen, Studien und Erlebnisberichte machen mich traurig, sie treffen mich im Innern und sie machen mich wütend. Vor allem, weil Täter:innen nicht zu spüren scheinen, was sie da anrichten. Oder?

---

17 Zur Studie: Ryu Takizawa u.a.: Adult Health Outcomes of Childhood Bullying Victimization: Evidence From a Five-Decade Longitudinal British Birth Cohort. In: The American journal of psychiatry 171 (2014), S. 777-784.

Mobbing-Täter sind die Stars und Sternchen der Klassen

Schauen wir uns die Täter:innen mal etwas genauer an. Was motiviert sie? Haben sie überhaupt kein Mitgefühl? Werden auch sie getroffen von negativen Folgen ihres Handelns?

»Täter sind überdurchschnittlich beliebt.« Als Vanessa Jantzer diesen Satz sagt, muss ich sie bitten, den Satz zu wiederholen. Wie bitte? Täter:innen, die andere beleidigen, bespucken, Gerüchte in die Welt setzen und schlagen, *die* sind beliebt? Und dann auch noch überdurchschnittlich?

Ich versuche, mich zu erinnern. Wer waren nochmal meine Mobber? Als Schuldepp waren es sehr viele, deshalb beschränke ich mir hier auf drei: Es war P., zu dem in der Schule ALLE aufsahen – und obwohl er später Neonazi wurde, hatte er permanent neue Freundinnen. P. war der Coolste. Und dann gab es noch M., der zu Beginn mein Freund war, aber sich trotzdem im Klassenzimmer über mich lustig machte – und er war bester Freund des Klassensprechers. Alle mochten ihn, und niemand wagte es, ihn zu kritisieren. Es war N., in die ich über beide Ohren verknallt war, und die mir in der sechsten Klasse sagte, ich solle mich »waschen, nicht kratzen«. Mir dämmert es. Die Forscherin hat möglicherweise recht.

Benjamin, der an meiner Umfrage teilnahm und selbst andere Schüler:innen gemobbt hatte, bestätigt das.

Auf meine Frage, wen er gemobbt habe, antwortet er: »Alles und jeden, meist nie böse, nie körperlich, sondern nur mit Worten, nicht unter der Gürtellinie, eher aus einer gewissen Arroganz heraus. Ich war guter Sportler, guter Schüler, beliebt bei Mädels, da hat man sich was ›rausgenommen‹. Nicht gut, sorry, aber so war es nun mal.«

So war es nun mal. Ich kann es immer noch nicht begreifen. Wie kann es sein, dass diese Form der Gewalt mit Beliebtheit gekrönt wird? Forscherin Jantzer hat die Antwort: »Die Täter:innen sind beliebt, sie werden durch Macht in der Gruppe belohnt – wichtig ist auch die indirekte Belohnung: Selbst die, die nichts tun oder wegschauen, billigen das Mobbingverhalten.«

Oft würde geglaubt werden, dass Täter einen niedrigen Selbstwert haben und deshalb mobben, um sich selbst über andere zu erhöhen. Das stimme so nicht. Täter:innen hätten ein großes Netzwerk in der Peergroup und deshalb seien sie ein attraktives Vorbild, so Jantzer.

Um Täter:innen noch besser zu verstehen, rufe ich Mechthild Schäfer an, die in Deutschland so etwas wie die Päpstin der Mobbingforschung ist. Schäfer ist Professorin an der Ludwig-Maximilians-Universität in München. In ihrer Forschung konzentriert sie sich seit Jahren auf Mobbing in Schulklassen als Gruppenphänomen, die Stabilität von Mobbingrollen. Am Telefon erklärt sie mir:

»Ein Drittel einer Population strebt nach Dominanz – deshalb ist es völlig normal, dass dies auch in der Klasse passiert. Entweder auf positive Art (das nennt man positiver Führungsstil) oder im Sinne von: ›Ich will der Coolste sein.‹«

Von ihr erfahre ich auch, dass Täter:innen keine unempathischen Menschen sind, aber vom Erfolg ihres Tuns lernen. Aggression sei in der Regel schnell und erfolgreich, da viele Schüler:innen bei einem Vorfall überrascht wären. »Und das wiederum zeigt den Tätern, dass sie auf diese Weise ihr Ziel – Macht und Status – problemlos erreichen können. Dazu kommt dann eine Form der moralischen Distanzierung: Die hat es verdient! Wie kann man auch nur so dumm sein!«

Wir sehen, andere zu mobben, hat viele Vorteile: Macht, Belohnung und Beliebtheit. Es fühlt sich – ich weiß, das klingt schräg – sehr gut an und macht sogar Spaß. Täter:innen sind die Stars und Sternchen in der Klasse. Herzlichen Glückwunsch.

Ein besseres Wort für Mobbing ist Psychoterror

Mobbing ist kein Pipifax. Oder um mit den falschesten Annahmen einmal aufzuräumen:

1. Mobbing ist kein Konflikt. Wir haben es hier nicht mit Meinungsverschiedenheiten oder alltäglichen Reibereien zwischen Schüler:innen zu tun.

2. Mobbing ist kein einmaliger Vorfall. Mobbing ist auch nicht nach einer Woche vorbei. Es sind viele, unterschiedlich intensive Aktionen psychischer, verbaler oder sozialer Gewalt, die Täter den Betroffenen über Monate und Jahre versetzen.

3. Mobbing passiert nicht »einfach so«. Es ist kein Zufall. Mobbing-Täter suchen sich ihr Opfer in Ruhe aus und richten dann ihre Aggression (mithilfe der Klasse) gegen eine:n Mitschüler:in.

Und um auch noch den letzten Irrtum aufzulösen: Mobbing ist keine Angelegenheit zwischen zwei Menschen – Opfer und Täter. Und dafür gibt es den sogenannten Mobbing-Kreis, den Dan Olweus, einer der Gründerväter der internationalen Mobbingprävention, prägte. In diesem Kreis gibt es acht (!) Rollen:

1. Personen, die mobben
2. Mitläufer
3. Aktive Unterstützer
4. Passive Unterstützer
5. Unbeteiligte Zuschauer
6. Mögliche Verteidiger
7. Verteidiger
8. Person, die gemobbt wird (Opfer)

Psychiater Wolke beschreibt den Prozess des Aussuchens so: »Ein Bullying-Täter, der zum ersten Mal in die Klasse kommt, weiß noch nicht, wer sein Opfer sein wird. Er wird es an jedem Kind ausprobieren. Und er wird seine

Aufmerksamkeit auf diejenigen richten, die nicht einfach weggehen, sondern auf das Bullying erschüttert reagieren und womöglich anfangen zu weinen. Der Täter in spe prüft, ob diese Kinder Freunde haben, die ihnen helfen. Wenn nicht, sind keine Kämpfe zu erwarten und so werden diese Kinder zu einfachen Zielscheiben.« (Wolke benutzt für Mobbing das Wort Bullying.)

Wir sehen: Zwischen Täter und Opfer gibt es ein Ungleichgewicht der Kräfte, das es der betroffenen Person unmöglich macht, sich selbst aus der Situation zu lösen. Das ist ein wichtiger Punkt, denn ein verbreiteter Irrtum ist, dass Mobbing-Opfer deshalb gemobbt werden, weil sie nicht selbstbewusst genug sind. Und man die Situation dadurch verbessern kann, indem man nur mit dem Opfer arbeitet.

Am Telefon erklärt mir Mechthild Schäfer, warum Opfer die Gründe für das Mobbing nicht beim Täter, sondern bei sich selbst suchen: »Das Schlimmste ist: Es passiert etwas und die Betroffenen haben keine Ahnung, warum. In einer Talkshow habe ich ein Mädchen getroffen, das sagte: ›Erst war ich zu dick, also habe ich abgenommen. Dann war meine Haarfarbe falsch, dann habe ich die falschen Kleider getragen.‹ Das, was gesagt wird, ist von denen, die mobben, der vorgeschobene Anlass, um die eigenen Taten begründet dastehen zu lassen.«

Dieses Nicht-Verstehen ist ein Problem, das auch Luise hatte, die in meiner Umfrage schrieb: »Ich war fast jeden Tag übermüdet, da ich nachts meistens weinend wachlag, ich verstand nicht, was ich falsch gemacht hatte.«

»Fuck«, denke ich. Du hast von Anfang an überhaupt keine Chance, dich zu wehren. Und ich merke dabei, dass ich auch mit meinem zwölfjährigen Ich spreche. Wie lange habe ich mich für meine Hautfarbe geschämt, für meinen Namen und für meine scheinbare Dummheit? Bei Mobbing realisiert die betroffene Person nicht, dass sie selbst nicht schuld am Mobbing ist. Sie glaubt: Wenn so viele gegen mich sind, dann muss es an mir liegen.

»Nein, muss es nicht«, so Schäfer. »Wir haben hier eine Person, die es schafft, den Rest der Gruppe so zu manipulieren, dass sich am Ende viele gegen eine wenden.« Es liege an der Dynamik in der Gruppe und einer Person, die einfach der oder die Coolste in der Klasse sein wolle.

Wenn ich all das, was ich bisher geschrieben habe, zusammennehme, dann suche ich nach einem neuen Wort. Bullying trifft es nicht. Aber Psychoterror. Und Mechthild Schäfer bestätigt mir das.

»Psychoterror ist dahingehend richtig, weil es die Politik der kleinen Nadelstiche ist. Du kommst morgens in die Klasse und weißt: Irgendwann wird heute irgendwas passieren, ich weiß nur nicht was. Und das ist die Logik von Terror. Sicher ist aber, dass ich mal wieder saublöd dastehen werde.«

Gegen Mobbing hilft nur der Wille zur Veränderung – der ganzen Schule

Dieser Text ist bis zu diesem Absatz eine bittere Bilanz der Mobbingforschung. Es gibt jedoch Lösungen, die funktionieren. Doch das erfordert mehr als eine schaltjährliche, gut gemeinte Anti-Mobbing-Projektwoche. Auch hier ist sich die Mobbingforschung einig: Es müssen alle an den Tisch. Die Schulleitung, die Klassen- und Fachlehrer:innen und die Schüler:innen. Und Schulen brauchen ein Präventionsprogramm. Und das fängt auf Erwachsenenebene an.

Ein Präventionsprogramm durchzuführen, bedeutet, dass sich Lehrer:innen regelmäßig – und über mindestens ein Jahr hinweg – wöchentlich treffen, zum Thema austauschen und weiterbilden. Genauso regelmäßig setzt man sich im Unterricht mit den Konsequenzen, der Gruppendynamik und den verschiedenen Rollen auseinander und unterrichtet dazu. Außerdem müssen eventuell die Pausenaufsichten verdoppelt und regelmäßige Schülerbefragungen durchgeführt werden, um herauszufinden, in welchen Klassen und Ecken Mobbing stattfindet.

Das kostet Zeit. Und Aufwand. Natürlich sind viele Schulen dann bereit, etwas zu unternehmen, wenn ein schwerer Mobbingfall besondere Aufmerksamkeit erregt. Das ist jedoch ein schlechter Motivator.

Mechthild Schäfer: »Eine Schule, die ein Mobbingpräventionsprogramm umsetzen will, muss überzeugt sein, es zu wollen und braucht eine gewisse Aktivierungsenergie – zumindest am Anfang. Und das kann dann auch zu einem Selbstläufer werden, weil es die Haltung der Lehrkräfte ändert. Ohne Aufwand geht es nicht.« Und nur wenige Schulen sind dazu bereit. Es sei dann auch egal, ob das Programm »Wir wollen mobbingfrei«, Olweus-Programm oder Kiva heiße. Das Problem sei ein systemisches, und deshalb »müssen wir ihm systemisch begegnen. Punkt. Aus.« Schäfer ist selbst wissenschaftliche Beraterin des »Wir wollen mobbingfrei«-Programmes.

Mechthild Schäfer sagt: »Und deshalb ist es auch wichtig, in der Schule klarzumachen: Als Lehrer habe ich hier die Verantwortung. Das heißt, bestimmte Dinge finden in dieser Klasse nicht statt. Und das meine ich sowas von bitterernst. Um damit den Tätern, die meinen, sie müssten zu den Gewinnern gehören, den Boden sauer zu machen und zu sagen: Das läuft hier nicht. Dadurch, dass Lehrer nichts sagen, suggerieren sie sogar, dass das Mobbing in Ordnung ist. Wegen anderem ›Scheiß‹ sind sie sehr wohl konsequent, wie zum Beispiel beim Zuspätkommen.«

Ich erinnere mich nochmal. Ein Klassenlehrer, Herr F., machte sich eine Weile für mich stark – und sprach das Thema leider nie direkt an. Das hatte zur Folge, dass ich NOCH mehr in der Missgunst meiner Mitschüler:innen stand, die das Gefühl hatten, Herr F. würde mich bevorzugen. Wahrscheinlich wusste er einfach nicht, wie er die Situation hätte lösen können.

Auf meine Frage, wie Lehrer:innen in einer konkreten Situation handeln können, spricht sich Mechthild Schäfer dafür aus, einen starken Moment zu schaffen.

Ein starker Moment? Was ist das?

Mechthild Schäfer: »Gruppendynamisch passiert etwas Schwieriges (die meisten denken, naja, die anderen könnten auch was tun) – und Schüler:innen orientieren sich automatisch aneinander. Starker Moment bedeutet: Hoppla, hier ist etwas passiert und wir machen hier mal einen Cut – und einen Klassenkreis. Die Lehrer:innen bekommen die Moderatorenrolle und stellen eine Frage: Was ist passiert? Und das funktioniert tatsächlich. Man muss ein bisschen warten und Stille aushalten – und nur noch moderieren, damit möglichst viele etwas sagen. Und damit kann man die Deutungshoheit von einigen aufbrechen, weil diese plötzlich sichtbar werden. Und das über einen relativ kurzen Zeitraum, maximal 20 Minuten.«

Wenn Mobbing in der Klasse passiert, dann sei es besser, alle Schüler zu involvieren und in die Verantwortung zu nehmen, als Konsequenzen anzudrohen. Denn dann werden die Schüler wach. HALLO! Was ist hier passiert?

Denn wenn man nicht sofort mit der moralischen Keule austeilt, sondern die Schüler:innen erstmal reden lässt, dann, so Schäfer, kann man die Kraft der Klasse besser nutzen. Denn eigentlich sind 60 Prozent GEGEN Mobbing. Da die Täter mobben, um einen Status zu bekommen, könne man ihnen leicht den Weg abschneiden. »Wir holen die Schüler da ab, wo sie normalerweise agieren. Und die Täter sind nicht blöd, denn sie wollen die Zustimmung der Klasse – und schnell wird das, was sie sich bisher erlauben konnten, eine unpopuläre Aktion.«

Wie sehr ich mir so ein Eingreifen gewünscht hätte!

Wer nichts tut, verstärkt die Aggression. Es ist möglich, es Tätern in Schulen unbequem zu machen und den Psychoterror massiv einzuschränken. Das ist meiner Meinung nach eine der wichtigsten Aufgaben, die sich Schulen vornehmen sollten. Denn die Menschen, die in meiner Umfrage mitgemacht haben und von Mobbing betroffen waren, hätten auch ohne Mobbing aufwachsen können.

Allerdings müssen Schulen und Lehrer:innen hier Prioritäten setzen und sich klar positionieren. Nicht nur, um potentielle Opfer zu schützen. Sondern auch, um Schüler:innen ein Vorbild zu sein – auch dann, wenn es nicht um Bruchrechnen, Grammatik oder Pünktlichkeit geht.

Teil 3

Krisen bewältigen

Was hilft, wenn du depressive Angehörige hast

Depressive Phasen können einen aus der Bahn werfen. Das zehrt auch an denen, die nah dran sind. Wie du dich schützen kannst – und dadurch auch den Betroffenen hilfst.

Als Reginas Sohn depressiv wurde, fühlte sie sich hilflos. Es fiel ihr schwer, damit umzugehen, dass er sich nicht helfen lassen wollte – oder konnte. Ihr Sohn saß nur noch zu Hause, über Jahre hinweg. Schule: abgebrochen. Freiwilliges soziales Jahr: abgebrochen. Ausbildung: abgebrochen. Heute lebt Reginas Sohn in einer WG und es geht ihm immer noch schlecht. Regina macht das hilflos und sauer. Sie hat das Gefühl, versagt zu haben. Bis heute hat sie Angst, dass er sich irgendwann suizidiert.

Regina schrieb mir ihre Geschichte in einer Leserumfrage für Angehörige von Menschen mit Depressionen. Ihre Stimmen werden immer wieder in diesem Kapitel auftauchen. Laut einer repräsentativen Umfrage der Deutschen Depressionshilfe entwickeln 73 Prozent der Partner von Depressiven Schuldgefühle ihnen gegenüber. Sie fühlen sich für die Erkrankung ihrer Partner verantwortlich – und für deren Genesung. 84 Prozent der Angehörigen fühlen sich von ihrem erkrankten Partner unverstanden.

Knapp die Hälfte aller Befragten sagt, dass es wegen der Depression zu einer Trennung kam.

Diese Zahlen veranschaulichen präzise die Härte, mit der eine Depression auf das direkte Umfeld des Betroffenen einschlägt. Dieses Biest ist ein echter Beziehungskiller.

Was genau macht eine Depression schwierig für Familien und Partnerschaften? Welchen Irrtümern unterliegen Angehörige? Und wie können sie es schaffen, die schwere Zeit unbeschadet zu überstehen?

Um diesen Fragen auf den Grund zu gehen, habe ich mit der Psychologin Elisabeth Schramm gesprochen, die in der Klinik für Psychiatrie und Psychotherapie der Universität Freiburg arbeitet und viele Jahre Erfahrung in der Arbeit mit depressiven Patient:innen und deren Angehörigen hat. Und mit Rolf Fischer, dem Vorsitzenden von »Rat und Tat« in Köln, der eine Selbsthilfegruppe für Angehörige psychisch Kranker leitet.

Was macht Depressionen so schwierig für familiäre Beziehungen und Partnerschaften?

Erkrankte leiden häufig unter Antriebslosigkeit, dem Verlust, Freude zu empfinden und Hoffnungslosigkeit. Depressionen können furchtbar traurig stimmen oder eine innere Leere bescheren, die kaum auszuhalten ist. Für viele ist es unmöglich, die kleinsten Aufgaben des

Alltags zu erledigen, wie Duschen, Einkaufen oder Telefonieren. Das gefährlichste Symptom ist die Suizidalität, die bei lebensmüden Gedanken beginnt und beim Suizid endet. Aber die Krankheit bleibt nicht bei den direkt Betroffenen.

Elisabeth Schramm erklärt, warum die Erkrankung zwischenmenschliche Beziehungen belastet: »Am Anfang einer Depression versuchen die meisten Angehörigen, dem Betroffenen noch zu helfen, ihn oder sie aufzumuntern und zu aktivieren. Je nach Schweregrad der Depression ist das nicht immer von Erfolg oder Dankbarkeit gekrönt. Häufig passiert durch zu viel Bedrängen sogar das Gegenteil: Dass die betroffene Person sich noch mehr zurückzieht.«

Ein Teufelskreis beginnt. Denn durch den Rückzug der erkrankten Person werden Angehörige noch ungeduldiger und frustrierter. Das spürt der oder die Betroffene und fühlt sich damit unverstanden. Doch wenn sich die Situation nicht rasch verbessert, löst das bei Angehörigen Schuldgefühle oder Ermüdung aus. Das führt weiter zu Wut, Aggression und Hilflosigkeit.

In meiner Umfrage beschreibt Sophie, was ihr besonders schwerfiel, als ihr Partner depressiv wurde: »Zu sehen, wie er sich einigelt, Sachen nicht mehr macht, die ihm guttun (Sport, frische Luft, Freunde anrufen/treffen). Keinen Körperkontakt mehr mit ihm zu haben, weil er das nicht aushält. Keine tiefen Gespräche mehr führen zu können, weil er sich sofort zurückzieht. Keine Komplimente oder liebevollen Worte mehr von ihm zu bekommen. Nicht mit ihm in die Zukunft schauen und planen zu können und damit das Gefühl zu haben, auf der Stelle zu treten.«

Welche Irrtümer und Mythen glauben viele Angehörige?

Viele Menschen haben eine vage Vorstellung davon, was es heißt, depressiv zu sein – wenn aber ein Familienmitglied daran erkrankt, tauchen jahrhundertealte, weit verbreitete Irrtümer und Mythen in ihrem Denken auf.

Ein Mythos, der heute noch in den Köpfen vieler Menschen steckt: Depressive Menschen sind faul. Aus diesem Irrtum speist sich der Satz: »Reiß dich mal zusammen.« In bestimmten Fällen ist es auch möglich, mit dem Erkrankten zu verhandeln und etwas von ihm oder ihr zu verlangen – allerdings nicht immer. »Es ist für Angehörige kaum vorstellbar, dass es einen Zustand gibt, in dem man nicht mehr wollen kann«, erklärt mir Psychologin Schramm.

Florian, der an meiner Umfrage teilnahm und dessen Sohn depressiv war, schreibt: »Da die Depression in dem Alter zwischen 16 und 18 das erste Mal auftrat, dachte ich zunächst an alterstypische Unlust und Faulheit. Entsprechend haben wir als Eltern reagiert. Zunächst haben wir versucht, ihn zu motivieren mit Belohnungen.« Als das nicht half, schrieben sie mit ihm To-do-Listen – als das auch nicht fruchtete, machten sie ihm Vorwürfe und drohten, Computerspiele und Netflix zu sperren.

Nach vielen Streits ging Florians Sohn freiwillig in eine Klinik und bekam dort die Diagnose: mittelschwere Depression. »Im Nachhinein, mit dem Wissen um die Depression, hätten wir viele Fehler vermeiden können«, so Florian.

Ein weiterer Mythos, den viele Angehörige glauben, lässt sich unter diesem Zitat von Teresa Enke zusammenfassen, der Witwe des Fußballtorwarts Robert Enke, der sich 2009 suizidierte. Sie sagte auf einer Pressekonferenz: »Wir dachten, mit Liebe geht das.« Dieses Zitat wurde zum Titel einer Fernsehdokumentation des WDR, der von Partnerschaften erzählt, in denen ein:e Partner:in an Depressionen erkrankt.

Viele junge Paare glauben fest daran, dass ihre Zuneigung und Gefühle füreinander genügen, um sich gegenseitig durch die schwere Situation zu tragen. Allerdings scheitert jede zweite Beziehung an der Krankheit, wie die Deutsche Depressionshilfe in einer repräsentativen Befragung 2018 festgestellt hat. Liebe genügt leider nicht immer.

Was können Angehörige für sich selbst tun, um gut durch die schwierige Zeit zu kommen?

Auf den ersten Blick scheint die Depression eine Abwärtsspirale nach der nächsten zu verursachen, in der sich Angehörige verfangen können. Ist es möglich, aus all den Sorgen, Nöten und Irrtümern herauszufinden und die Zeit der Krankheit gut zu überstehen? Das ist es.

Rolf Fischer sagt: »Wir ermutigen Angehörige, etwas für sich zu tun und sich konkret zu distanzieren. Viele Angehörige verlassen vor lauter Sorge nur noch das Haus, wenn sie berufstätig sind oder um einzukaufen. Sie erlauben sich nicht mehr, etwas für sich zu tun, zum Beispiel ins Kino zu gehen oder zum Fußball.«

Elisabeth Schramm rät, eigene Hobbys nicht aufzugeben. »Und wenn die andere Person daran nicht mehr teilnehmen kann oder will, kann man sagen: Dann mache ich es alleine.« Hier passt der Vergleich, dass sich Passagiere bei einem Notfall im Flugzeug zuerst selbst die Maske aufsetzen, um dann anderen zu helfen.

Und in diesem Sinne ist es wichtig, sich Hilfe von außen zu holen. Die können Angehörige im Freundes- und Familienkreis bekommen, oder sie können eine Beratungsstelle aufsuchen. Wenn der Leidensdruck extrem wird und man Gefahr läuft, selbst zu erkranken, ist eine Therapie ratsam. Denn es gibt viele Angehörige, die glauben: Naja, eine:r muss ja die Fahne hochhalten. »Und denen empfehle ich, etwas für sich selbst zu tun, weil sonst die Gefahr besteht, dass sie zusammen mit dem Angehörigen untergehen«, so Elisabeth Schramm.

Elisabeth Schramm rät auch, depressive Partner – je nach Schweregrad der Erkrankung – nicht zu sehr zu schonen. Man laufe sonst Gefahr, Betroffene in Watte zu packen und nach einiger Zeit frustriert oder wütend zu werden. Schramm sagt: »Eine Frau hat mal in einer Selbsthilfegruppe erzählt: Normalerweise geht gar nichts bei meinem

Mann, aber wenn Fußball kommt, dann geht auf einmal sehr vieles. Dann kauft er sich sogar selbst Bier und bringt einen Freund mit nach Hause. Aber sonst geht noch nicht mal, unserem Sohn bei den Hausaufgaben zu helfen.«

Angehörigen rät Schramm, einen Mittelweg zu finden, auch, um für sich selbst zu sorgen: »Man kann sagen: ›Bitte räume die Spülmaschine aus – und ich decke den Tisch. Wenn wir fertig sind, können wir gerne zusammen Abendessen.«

Das setzt voraus, dass Angehörige einschätzen können, wozu Erkrankte in der Lage sind, um sich gegen ihr Gefühl aufzuraffen. Nach Schramm ist Wissen das Zauberwort. Man müsse über die Krankheit und den Schweregrad Bescheid wissen und könne dafür den Betroffenen zum Arzt oder zur Therapie begleiten, um sich dort aufklären zu lassen.

Jetzt sind wir an einer schwierigen Stelle im Text angekommen. Ich weiß, wie sich eine Depression anfühlt: Depressive bleiben in der Regel nicht im Bett liegen, um ihren Partner zu ärgern. Elisabeth Schramm sagt: »Je schwerer die Depression, desto weniger kann man von den Betroffenen verlangen.« Das heißt aber auch: Je leichter die Depression, desto größer die Chance, die Betroffenen zu erreichen. Schramm rät dazu zu beobachten, was die Person im Alltag könne. Und darauf kann man aufbauen. Es wird an dieser Stelle zu Konflikten kommen, das lässt sich nicht vermeiden. Dazu braucht es ehrliche und einfühlsame Kommunikation.

Die Suche nach einer Angehörigengruppe: Was zeichnet eine gute Gruppe aus?

Eine große Stütze können Selbsthilfegruppen für Angehörige sein. Ich weiß, die erste Assoziation bei diesem Wort wird bei vielen nicht gerade Freudensprünge auslösen. Da muss man vor anderen über Probleme reden! Dennoch haben diese Gruppen einen gewaltigen Vorteil:

Angehörige von psychisch kranken Menschen verfügen über Erfahrungsschätze mit Erkrankten, die sie (meistens) sehr gerne weitergeben. Es ist nicht schwer, sich vorzustellen, dass man davon profitieren kann – gerade dann, wenn die Krankheit beim geliebten Mitmenschen gerade ausgebrochen ist und man Fragen über Fragen mit sich herumträgt. Man kann Halt, Trost und Unterstützung erfahren – und davon kann man in einer solchen Situation eher mehr als weniger gebrauchen.

Zudem sind nicht alle Gruppen gleich. Manche folgen einem strukturierten Ablauf und führen Protokoll, andere lassen sich von Fachleuten zum Krankheitsbild informieren, und wieder andere legen Wert auf gemeinsame Freizeitaktivitäten.

Für zweifelnde Menschen hat Rolf Fischer einen guten Rat: »Angehörige, die beim ersten Treffen verunsichert sind, können, wenn sie wollen, direkt zu Beginn sagen, was sie zur Gruppe geführt hat, und was sie sich erhoffen.« Man könne aber auch erst zuhören und am Schluss etwas dazu sagen – oder beim nächsten Treffen.

Um eine Selbsthilfegruppe in der eigenen Wohngegend zu finden, gibt es viele Wege:

1. In jeder größeren Stadt gibt es eine Selbsthilfekontaktstelle, die Auskunft gibt, welche Gruppen in der Nähe sind. Manche bieten Räume an, wo sich Angehörige treffen können.

2. Auf der Webseite der Nationalen Kontakt- und Informationsstelle zur Anregung und Unterstützung von Selbsthilfegruppen (NAKOS) finden Angehörige umfangreiches Wissen zum Thema Selbsthilfe. Dort erfährt man auch, wie man selbst eine Gruppe gründen kann.

3. Der Bundesverband der Angehörigen psychisch erkrankter Menschen (BAPK) hat eine eigene Suchmaschine. Hier kann man nach Region und Diagnose filtern.

4. Sozialpsychiatrische Dienste oder Zentren gibt es in vielen Städten. Sie bieten Beratung und Unterstützung für psychisch Kranke an – und für deren Angehörige.

5. Viele psychiatrische Kliniken bieten ebenfalls Selbsthilfegruppen für Betroffene und Angehörige an – meist krankheitsübergreifend.

Für die erfolgreiche Suche kann es sinnvoll sein, nicht spezifisch nach Gruppen für Angehörige von Menschen mit Depressionen zu suchen, sondern nach Gruppen für

Angehörige von Menschen mit psychischen Erkrankungen – denn von diesen gibt es wesentlich mehr als von den krankheitsspezifischen.

Fischer sieht darin kein Problem: »In unseren acht Gruppen ist der Anteil der vertretenen Krankheiten 40 Prozent Depressionen, 40 Prozent Schizophrenie und 20 Prozent sonstige. Menschen, die in Gruppen gehen, die nicht explizit Depressionen als Krankheitsbild haben, finden fast immer jemanden, mit dem sie sprechen können.«

Wann ist eine Trennung ratsam?

Ich habe mir die folgenden Zeilen für den Schluss aufgehoben. Einerseits, weil es für mich als Depressiven schmerzhaft ist, sie zu schreiben – und andererseits, weil es die letzte Option sein kann, sich als Angehörige:r zu schützen: die Trennung.

Psychologin Schramm rät dazu, diesen Schritt nicht zu schnell zu gehen: »Ich sage Paaren immer, sie sollen sich die Depression zum gemeinsamen Feind machen und nicht sich gegenseitig; und dann zu schauen, wie jede:r einen Beitrag erbringen kann, um die Depression so schnell wie möglich zu überwinden.«

Ja, Paare können sich dazu entscheiden zu sagen: WIR denken, mit Liebe geht das. Denn wenn jede zweite Beziehung an der Krankheit scheitert, dann heißt das auch, dass jede zweite Beziehung nicht an der Krankheit scheitert.

Elisabeth Schramm gibt zu bedenken, dass die Depression eine Erkrankung ist, bei der der Betroffene – wie bei anderen Erkrankungen auch – dazu verpflichtet ist, alles zu tun, was zur Genesung beiträgt: zum Arzt oder zur Psychotherapie zu gehen, vielleicht Medikamente einzunehmen und eine Tagesstruktur einzuhalten – auch wenn es schwerfällt. »Es geht nicht dauerhaft gut, wenn man dem Angehörigen alles aufbürdet, weil man sagt: ›Ich bin ja krank und jetzt musst du halt gucken, wie du alles regelst und die Beziehung pflegst.«

Wenn man zu lange wartet, sich Hilfe zu holen, dann steigt die Gefahr, dass die emotionale Basis verloren geht. Schramm sagt: »Dann ist ein Partner meistens schon innerlich getrennt.« So geht es auch Sophie, die an meiner Umfrage teilnahm. Sie schreibt: »Wir sind noch zusammen. Er ist noch depressiv. Wenn er sich keine Hilfe holt, werde ich mich irgendwann trennen müssen, um mich selbst zu schützen.«

Eine Trennung ist selten eine leichte Entscheidung – und sie wird nicht leichter, wenn eine von zwei Personen depressiv ist. Wenn Angehörige schon in einer Beziehung Schuldgefühle in sich tragen, werden sie auch bei einer Trennung damit zu kämpfen haben.

Es gibt jedoch Momente, in denen es schlicht und ergreifend schädigend ist, sich nicht zu trennen. Dieser Zeitpunkt ist gekommen, wenn sich beide Partner:innen bei jedem Kontakt in Streitereien verstricken, Beleidigungen und Vorwürfe an der Tagesordnung sind und die Gefühle füreinander komplett erloschen sind. Psychologin Schramm rät Paaren, die sich trennen wollen oft, erst einmal eine zeitliche Trennung zu vollziehen oder auseinanderzuziehen, aber nicht voreilig einen Schlussstrich zu ziehen.

Es kann furchtbar sein, in eine Depression zu rutschen. Es kann aber genauso schlimm sein, machtlos und verunsichert mitanzusehen, wie es der Person immer schlechter geht, die man liebt. Es ist nicht einfach, krank zu sein. Es ist aber manchmal auch nicht einfach, gesund zu sein.

Worte, auf die ich verzichten kann, wenn ich depressiv bin

Reiß dich zusammen! Stell dich nicht so an! Diese Ratschläge sind oft gut gemeint, verletzen aber genauso oft. Und sie beruhen auf einem Missverständnis.

Wer sich ein Bein bricht und deswegen nicht mehr laufen kann, von dem erwartet keiner, dass er geht. Aber Depressionen werden als Krankheit noch immer nicht ernst genommen. Ich übertreibe nicht, leider. Jeder fünfte Deutsche glaubt, Schokolade würde gegen Depressionen helfen. Das hat die repräsentative Studie »Deutschland Barometer Depression 2017« der Deutschen Depressionshilfe ergeben. Fast 80 Prozent meinen demnach, in den Urlaub zu fahren, würde ebenfalls helfen. Und dreißig Prozent denken, dass die Ursache für Depressionen Charakterschwächen seien.

Das ist alles falsch. Depressionen sind eine echte, ernst zu nehmende, medizinische Krankheit mit biologischen und psychosozialen Ursachen. Als ich diese Zahlen gelesen habe, wurde mir zumindest ein Grund dafür klar, warum Depressive sich so oft dumme Sprüche anhören müssen. Es fehlt an Wissen darüber, was eine Depression ist.

Jedes Mal, wenn ich selbst depressiv bin – im Schnitt

bekomme ich alle zweieinhalb Jahre einen schweren Schub – höre oder lese ich von Freund:innen, Familie oder Kolleg:innen Kommentare zu meiner Krankheit. In vielen Fällen sind es Worte, die mir wirklich guttun. Es gibt jedoch auch die andere, destruktive Seite. Im besten Fall sind es gut gemeinte, aber sinnlose Ratschläge, im schlimmsten Fall grenzen die Kommentare an Hass. Dieser Text handelt von diesen Worten.

Antworten, auf die Menschen in Depressionen verzichten können

Ich habe in einer Umfrage Menschen mit Depressionen gefragt, welche Worte sie in einer akuten Phase ihrer Krankheit besonders getroffen haben. Ich erhielt sehr viele Antworten, viele davon schockierten mich so sehr, dass ich beim Lesen Pausen einlegen musste.

Zwischen Klassikern wie: »Reiß dich mal zusammen«, und »Denk mal positiv«, fand ich Sätze, bei denen ich nur rätseln konnte, wie diese zustande kamen. Es ist wichtig, diese Sätze zu lesen und zu verstehen, warum sie nichts bringen, warum sie sogar zerstörerisch sind. Denn wenn wir verstehen wollen, was Menschen in einer akuten Depression hilft, dann sollten wir auch verstehen, was ihnen zusetzt und sie verletzt. Wenn dann eine Person in unserem Umfeld erkrankt, sind wir besser vorbereitet.

Deshalb habe ich mit einer Sprechwissenschaftlerin (mit e!) telefoniert, die erklären kann, wie Menschen argumentieren und die sich mit medizinischer Gesprächsführung beschäftigt: Kati Hannken-Illjes. Und mit Christina Jochim, Vorstandsmitglied der Deutschen Psychotherapeutenvereinigung. Sie begleitet psychisch Kranke in Kurz- und Langzeittherapie, sowohl ambulant als auch stationär in der Psychiatrie. Mit beiden habe ich über Sätze gesprochen, die ich selbst bei einem akuten depressiven Schub gehört habe, und von denen mir auch andere Betroffene berichtet haben.

Bevor ich beginne, möchte ich aber eines klarstellen: In diesem Text geht es nicht um Schuld. Ich möchte nicht mit dem Finger auf Angehörige zeigen und sagen: Ihr seid alle doof – und hier ist der Beweis. Dieser Text ist ein Gesprächsangebot. Wenn Angehörige wissen wollen, wie sie Menschen mit Depressionen helfen können, dann gibt es Dinge, die funktionieren. Und es gibt Dinge, die funktionieren nicht.

Wäre es »so einfach«, hätte ich längst meine schlechten Gedanken verscheucht

»Du musst einfach deine negativen Gedanken aus dem Kopf bekommen. Da kann ich dir auch nicht helfen.« Warum ich auf diesen Satz verzichten kann: Wenn eine psychisch nicht-kranke Person einem Depressiven Sätze sagt, die mit: »Du musst einfach …« beginnen, kommt danach meist nichts Hilfreiches. Denn wäre es so »einfach«, dann hätte ich längst alle meine negativen Gedanken verscheucht.

Es ist ein Teil meiner Depression, dass ich permanent versuche, meine düsteren Gedanken zu verbannen, dies aber nicht funktioniert. Im Gegenteil, das macht die Sache nur noch schlimmer. Der Zusatz: »Da kann ich dir auch nicht helfen«, setzt in diesem Fall noch einen drauf. Denn, erstens, sagt die andere Person mir damit, dass sie scheinbar besser als ich weiß, was zu tun ist. Und, zweitens, zieht sie sich aus der Situation. Das Schlimmste an diesen Worten war, dass sie, als ich sie hörte, von meinem damals besten Freund kamen, als ich in der Klinik war – und er sich danach einfach nicht mehr meldete.

Ganz ähnlich klingen die Worte: **»Stell dich nicht so an.«** Neben: »Reiß dich zusammen«, ist es der häufigste Satz, den sich die Teilnehmer:innen meiner Umfrage in einer depressiven Episode anhören mussten. »Es gibt ein wichtiges kulturelles Bild«, sagt Hannken-Illjes. »Wir ziehen alles durch. Nur die Harten kommen in den Garten, mal die Arschbacken zusammenkneifen. Das ist ein wichtiges Motiv, das durchaus produktiv sein kann. Auf diese Situation passt das einfach nicht.« Christina Jochim sagt: »Nach wie vor verstehen Menschen nicht gut, was Depressionen sind. Und was ich nicht verstehe, das wische ich eher weg und vermeide. So entstehen Sätze wie: ‚Stell dich nicht so an, ist alles nicht so schlimm.‘ Das ist ein Bewältigungsmechanismus der Angehörigen, die selbst hilflos sind.«

»Hey, weißt du was, Jesus liebt dich.« Warum ich auf diese Worte verzichten kann: Als ich vor ein paar Monaten auf Facebook über meine Depressionen schrieb, bekam ich eine Nachricht mit diesem Satz. Der Absender war überzeugter Christ und meinte, mich bekehren zu müssen. Selbst wenn diese Worte gut gemeint sind, bringen sie mir in meiner Situation überhaupt nichts. Denn sie führen in meine Problematik eine Glaubensfrage ein, die ich zu diesem Zeitpunkt nicht lösen kann und will. Außerdem habe ich den Eindruck, dass jemand meine schwierige Situation ausnutzt, um zu missionieren. Was die Person nicht wusste, ist, dass ich selbst jahrelang Christ war – mich aber vor drei Jahren bewusst dagegen entschieden und diesem Weltbild komplett entsagt habe. In meiner Depression kann ich auf diese Worte definitiv verzichten, denn selbst wenn es stimmt, dass Jesus mich liebt, warum bin ich denn dann in dieser schwierigen Situation? Ich weiß es bis heute nicht.

»Das ist Einbildung«, signalisiert, nicht ernst genommen zu werden

Das Gegenteil einer Aufforderung, an Jesus zu glauben, ist der folgende Satz, den Marnie in meiner Umfrage zitierte: **»Das bildest du dir alles nur ein.«** Die Sprechwissenschaftlerin erklärt: »Eigentlich weiß nur man selbst wirklich, was in einem vorgeht. Mit so einem Satz gibt die Person vor, es besser zu wissen. »Einbilden suggeriert, dass hier jemand nicht ganz zurechnungsfähig ist. Das bedeutet für die Betroffenen: Egal, was ich sage, die Person nimmt mich sowieso nicht ernst. Das zerstört die Gemeinsamkeit, weil ich als Betroffene:r dann gar nichts mehr sagen kann.« Christina Jochim spricht hier von Invalidierung und Validierung. »Validierung ist die Fähigkeit, meinem

Gegenüber zu vermitteln, das dessen Empfindungs- und Sichtweisen erstmal nachvollziehbar sind. Das heißt nicht automatisch, dass ich damit einverstanden bin. Viele Betroffene erleben jedoch Invalidierung. Sie fühlen sich nicht gut und bekommen dann direkt oder indirekt vermittelt, dass ihr Empfinden nicht in Ordnung ist.«

»Antidepressiva? Damit finanzierst du Big Pharma!«
Warum ich auf diese Worte verzichten kann: Ab und zu bekomme ich diesen Satz auf Insta zu hören – und das nervt. Seit meinem ersten Klinikaufenthalt 2010 nehme ich Antidepressiva. Sie ermöglichen mir eine Teilnahme am gesellschaftlichen Leben. Seit ich die Medikamente schlucke, ist meine Neigung zu starken Trauergefühlen eindeutig zurückgegangen. Es ist also nicht hilfreich für mich, wenn man mir sagt, ich würde fragwürdige Pharmaunternehmen finanziell unterstützen, wenn ich Medikamente nehme, die mir helfen. Andererseits kann ich auf diesen Satz überhaupt nichts Sinnvolles erwidern, denn in einer Depression bin ich schlicht nicht in der Lage, über komplexe Themen zu diskutieren. In besonders schlimmen Phasen kann ich nicht einmal sprechen.

Hannken-Iljes sagt: »Eine Strategie, die nicht hilft, ist, in den argumentativen Austausch zu gehen. Denn dadurch kommen wir immer weiter davon weg, was die Person mit Depressionen eigentlich braucht. Denn ich kann natürlich darüber diskutieren, was Big Pharma ist. Aber darum geht es ja nicht.« Ich finde, sie hat recht. Denn ich brauche das Gefühl, gesehen und nicht in eine Diskussion verwickelt zu werden.

Ich »stelle mich nicht an«, ich bin krank

Ein ebenfalls unpassender Kommentar ist: **»Das ist die lasche Behandlung der Jugend, stell dich nicht so an.«** Die Person, die diesen Satz in meiner Umfrage nannte, wollte anonym bleiben. Sie erklärte aber, warum der Satz sie so sehr traf: »Er kam direkt von meinem Vater, nachdem ich ihm gestand, dass ich Suizidgedanken habe.« Christina Jochim erklärte mir: »Was Betroffene brauchen, ist, dass man die Erkrankung nicht infrage stellt, die ja biologische und psychologische Aspekte hat – denn das hat nichts mit Charakterschwäche oder Willensstärke zu tun.« Das muss leider betont werden, denn wie die Studie zeigt, die ich eingangs dieses Textes erwähnt habe, weiß das ein Drittel der Deutschen nicht.

Sprache hat Macht

Genau in diese Kerbe schlägt ein Satz, den Sabine bei der Umfrage einreichte: **»Also ICH würde mich ja schämen, wenn meine Wohnung SO aussehen würde.«** Sie schreibt: »Ich hatte mich gerade überwunden, meine Bekannte um Hilfe zu bitten. Das war ein großer Schritt, der mir sehr schwergefallen ist. Nach dem Satz habe ich mich sehr geschämt und frage nun lieber nicht mehr nach Hilfe.« Hannjken-Illjes erklärt: »Dieser Satz sagt indirekt: Schäm dich. Eigentlich bräuchte die Person das Feedback, dass es in Ordnung war, um Hilfe zu bitten – denn sie hatte sich dazu überwunden. Dass es sich gelohnt hat und jetzt jemand da ist – und das wird hier zunichte gemacht.« Christina Jochim sieht es so: »Natürlich gibt es auch Menschen, denen das Wohlergehen ihres Gegenübers völlig egal ist, weil sie selbst nur begrenzten Zugang zu ihren eigenen Gefühlen haben. Nicht alle Menschen sind empathisch.«

»Früher gab es auch keine Depressionen.« Warum ich auf diese Worte verzichten kann: Das ist nicht der Anfang eines Gesprächs, in dem es um das Für und Wider der Diagnostik psychischer Krankheiten in der Menschheitsgeschichte gehen soll. Stattdessen unterstellt man mir, dass ich mich heute zurücklehne und mich auf meiner Diagnose ausruhe, wohingegen es Menschen früher auch schlecht ging, diese aber keine bequeme Diagnose bekamen. In einer gesunden Phase meines Lebens würde ich fragen: »Wie meinst du das?« Oder, wenn ich keine Lust auf eine Diskussion habe: »Doch, Depressionen gab es auch früher, Punkt.« Wenn ich aber depressiv bin, dann verletzt mich dieser Satz, weil er mir abspricht, dass ich eine echte Krankheit habe. Das triggert Schamgefühle und bestätigt mich in den depressiven Gedanken wie: Ich übertreibe.

Ähnlich abwertend klingt ein Satz, den Uli zu hören bekam: **»Kein Wunder, dass du dich einsam fühlst, so bist du echt nicht auszuhalten«.** Hannken-Illjes: »Das ist Devaluierung. Dich mag eh keiner, und wenn du dich auch noch so verhältst, wird dich auch keiner mögen. Außerdem schwingt mit: Du hast es selbst in der Hand, Freunde zu haben und dass Menschen nett zu dir sind. Und damit sie nett zu dir sind, musst du dich auf eine bestimmte Art und Weise verhalten. Die sind nicht einfach so nett zu dir – und ich übrigens auch nicht.« Christina Jochim sagt: »Sprache hat Macht. Was ich höre, hat Einfluss auf das, was ich fühle. Das beeinflusst, was ich denke und das wiederum bestimmt, was ich fühle – und das wiederum hat Einfluss auf das, wie ich handele.« Ich finde den ersten Satz der Psychologin wichtig, deshalb möchte ich ihn hier wiederholen: Sprache hat Macht. Manchmal mehr, als uns bewusst ist.

Auch Angehörige leiden

Depressionen sind nicht nur für Erkrankte eine Herausforderung, die bis in den Suizid führen kann. Christina Jochim erklärte mir, dass Angehörige manchmal wirklich schwer nachvollziehen können, wenn eine Person, die sie klug, attraktiv und sympathisch finden, negativ von sich denkt und spricht. Und die noch dazu alles sehr stark auf sich bezieht und in Katastrophen denkt, was bei einer depressiven Episode häufiger vorkommt. »Manchmal sind aufmunternde Sätze ein missglückter Versuch, Trost zu spenden, wenn sie nicht mit Validierung einhergehen«, meint Jochim. Das heißt: Angehörige sollten das Leid der depressiven Person anerkennen, nicht nur aufmuntern.

Heißt das, wir müssen Menschen mit Depressionen grundsätzlich anders behandeln? Jein, meint Jochim. Ja, besondere Umstände brauchten einen besonderen Umgang, Aufmerksamkeit und Empathie. Gleichzeitig ist es aber wichtig, ein Stigma nicht zu verstärken.

Wenn Angehörige versuchen, die depressive Person in Watte zu packen, besteht die Gefahr, dass sich Angehörige damit überfordern – und sich letztlich auch zurückziehen. Vorsichtig müssen wir sein, wenn eine Person suizidgefährdet ist. Denn dann kann ein verletzender Kommentar für die erkrankte Person lebensgefährlich werden, so Jochim.

Alle haben ein Recht auf ihre Gefühle – auch die Angehörigen

Was mich an meiner Umfrage besonders berührt hat, ist, wie genau sich die Betroffenen an die Wortwahl erinnern können – und wie klar sie sehen können, was sie daran verletzt hat. Wir alle kennen Worte, die uns vor vielen Jahren schwer getroffen haben und die uns heute noch beschäftigen. Sprache, wir erinnern uns, hat Macht. Sie kann unterstützen oder verurteilen, helfen oder das Leben schwerer machen.

Wir Betroffenen haben ein Recht auf unsere Gefühle. Ein Recht darauf, verletzt zu sein. Das gilt aber auch für Angehörige. Denn sie tragen in vielen Fällen unsere Erkrankung mit, und das ist alles andere als einfach. Es kann furchtbar sein, in eine Depression zu rutschen. Es kann aber genauso schlimm sein, machtlos und verunsichert mitanzusehen, wie es der Person immer schlechter geht, die man liebt. Es ist nicht einfach, krank zu sein. Es ist aber manchmal auch nicht einfach, gesund zu sein.

Worte, die mir guttun, wenn ich depressiv bin

Zum Schluss möchte ich die Worte herausstellen, die helfen. Und allen Angehörigen und Freund:innen einen kleinen Leitfaden mitgeben, wie sie ihren erkrankten Liebsten begegnen können.

Ich saß auf dem Boden, in mich zusammengekrümmt und weinte. Denn ich hatte gerade einen Nervenzusammenbruch erlitten und wollte niemanden mehr sehen oder hören. Dieses eklige Gefühl, raus aus meinem Körper zu wollen, hatte mich ganz vereinnahmt und ich wusste nicht mehr, wohin mit mir. Alles in meiner Gefühlswelt tat weh – und ich fühlte mich mit meinen Schmerzen unfassbar einsam. Ich war kurz davor, vom Krankenwagen in die Klinik eingewiesen zu werden. Meine Familie hatte den Zusammenbruch miterlebt und meinen Rückzug ins Wohnzimmer akzeptiert – und dann öffnete jemand die Tür.

Mir war es schon fast egal, wer es war, denn ich konnte nicht mehr und hatte dafür keine Kraft mehr. Es war Harald, ein Freund, der mit seiner Familie im selben Haus zwei Stockwerke tiefer wohnte. Harald setzte sich auf den Boden und sagte einen Satz, den ich nie wieder vergessen werde: »Ja, das ist echt scheiße, Martin. Was du gerade durchmachst, ist echt schlimm, das glaube ich dir.«

Dieser Satz traf mich im innersten Kern meines Seins. Mein Körper reagierte sofort, und ich spürte, dass ich mit einem Mal nicht mehr alleine war. Diesen Moment in meinem Leben werde ich niemals vergessen, und er wirkt bis heute nach, denn irgendetwas, was ich nicht genauer benennen kann, wurde in diesem Moment gesund.

Und deshalb schreibe ich dieses Kapitel. Denn ich weiß aus zahlreichen Gesprächen, dass Angehörige von depressiven Menschen häufig nicht genau wissen, was sie sagen können. Viele haben Angst, die Situation der erkrankten Person noch schlimmer zu machen und wollen auf keinen Fall etwas falsch machen. Andere hingegen können nicht verstehen, was ein akut Depressiver durchmacht, wollen aber dazulernen.

Die eigene Empathie zu schärfen, ist wichtig

Aber: Nicht jeder Satz passt zu jeder Person in jedem Moment. Es geht mir nicht darum, buchstabengetreue Anweisungen zu geben, was man sagen darf und was nicht, sondern den Leser:innen ein Gefühl dafür zu geben, wie sich gelingende Kommunikation mit Depressiven anhört.

Für diesen Text habe ich mit Menschen gesprochen, die etwas zu diesem Thema zu sagen haben: Ich habe eine Umfrage unter Lesern gemacht und gefragt, welche Worte anderen Menschen in ihrer depressiven Episode guttun. Ihr Antworten bereichern diesen Text. Außerdem habe ich mit meinem eigenen Therapeuten Johannes gesprochen, der mich seit vier Jahren therapeutisch begleitet. Er ist Dozent für Klinische Psychologie und Psychologisches Empowerment – und weiß viel über Kommunikationsweisen zwischen Kranken und Angehörigen. Außerdem habe ich den Psychiater Leonhard Schilbach angerufen Ich wollte unbedingt mit ihm sprechen, weil er nicht nur Psychiater, sondern auch Interaktionsforscher ist. Damit arbeitet er genau an der Schnittstelle zwischen akut Depressiven und ihrem Umfeld, an der auch ich hier ansetze. Schilbach hat mir etwas Wichtiges gesagt, das grundlegend für das Gespräch mit akut Depressiven ist:

»Es ist erstmal Offenheit dafür wichtig, dass die Erlebnisweisen von sogenannten psychisch Kranken sich nicht kategorisch von dem unterscheiden, was Menschen erleben, die nicht von diesen Erkrankungen betroffen sind. Es ist nur stärker, die Intensität ist höher und die Einschränkungen schwerwiegender, die damit verbunden sind. Es ist wichtig, den Kontakt zu halten und klarzumachen, dass sich dadurch nichts in der Beziehung ändert, denn das muss es gar nicht. Die Krankheit ändert an der Person an sich gar nichts.«

Wer Menschen mit Depressionen etwas Gutes tun will, muss auch hinterfragen, was man sich unter der Krankheit vorstellt. Leonhard rät: »Die Frage, die man sich immer stellen kann, ist: Wie würde es mir gehen, was würde ich mir wohl wünschen, wenn ich in so einer Lage wäre.« So kann man die eigene Empathie schärfen und sich freimachen vom Leistungsgedanken, »wie kann man möglichst schnell wieder möglichst gut funktionieren. Das steht in unserer Gesellschaft sehr stark im Vordergrund, aber da geht es dann häufig gar nicht um die Person, sondern nur um den Funktionsträger, der eine bestimmte Leistung zu erbringen hat. Das haben viele Menschen übernommen und verinnerlicht.«

Und nun, liebe Leser:innen, kommt der erste Satz, der mir guttut, wenn ich depressiv bin:

»Möchtest du in den Arm genommen werden? Ja ist okay – und nein auch.«

Warum mir diese Worte helfen: In einer Depression fällt es mir schwer zu sprechen oder zu sagen, wie es mir geht. In solchen Momenten ist also ein Angebot körperlicher Nähe Gold wert, weil ich nichts dafür tun muss, außer da zu sein. Eine Umarmung kann mir dann das Gefühl geben, angenommen zu werden: Ohne, dass ich etwas dafür tun muss. Deshalb ist der Zusatz »Ja ist okay – und nein auch« so wichtig, weil die Umarmung ein Angebot bleibt und keine Verpflichtung ist.

Es ist okay, nicht okay zu sein

Zwei Worte, die in meinem Satz zu lesen sind, finden sich auch bei einer Antwort aus meiner Umfrage: »Du fühlst, was du fühlst und das ist okay.« Ich möchte die beiden Worte nochmal wiederholen: ist okay. Und ich denke, dass wir Betroffenen das nicht oft genug hören können. Unsere Krankheit ist okay. Es ist okay, dass wir gerade nicht können. Es ist okay, wenn wir eine Umarmung nicht annehmen. Es ist okay, dass wir gerade in der Klinik sind. Es ist okay, nicht okay zu sein.

Mein Therapeut Johannes rät, Vergleiche zu meiden, wie: »Ich hatte das auch mal, dann habe ich Sport gemacht, dann war es wieder besser.« Weil dies der depressiven Person das Gefühl gibt, dass sie eigentlich nicht wirklich krank ist, selbst wenn sie schon in der Klinik ist.

»Ich werde mit dir da durchgehen.«

Warum mir diese Worte helfen: Wenn ich frisch in der Klinik bin, dann ist die größte Angst, die mich umtreibt, die vor dem emotionalen Rückzug meiner Partnerin und meines Freundeskreises. Und ich habe beides schon mal erlebt: Eine Trennung aufgrund meines Klinikaufenthaltes und den kompletten Rückzug meines besten Freundes, der dann einfach von der Bildfläche verschwand und nicht mehr auf meine Nachrichten antwortete. Deshalb sind diese Worte besonders heilsam, denn sie zeigen mir, dass mein Gegenüber diesen Schritt nicht gehen wird und ich mir deshalb keine Sorgen machen muss.

In meiner Umfrage schrieb Nina, dass ihr dieser Satz besonders gut getan hat: »Ich liebe dich und wir gehen da gemeinsam durch« – und ihre Begründung ist recht einfach: »Weil ich mich nicht allein gefühlt habe.« Und das kann einen großen Unterschied machen.

Mein Therapeut Johannes findet ein klares, unmissverständliches Bekenntnis zur Freundschaft oder Beziehung hilfreich. Zum Beispiel: »Ich bin für dich da. Und ich habe überhaupt kein Problem mit der Situation, deine Krankheit gehört zu dir, fertig.«

»Weißt du, was ich heute mit dir unternehmen möchte? Gar nichts. Du bist genug.«

Warum mir diese Worte helfen: Große Antriebslosigkeit ist ein kleiner (weil sie nur kurze Zeit anhält), aber dennoch sehr präsenter Teil meiner Krankheit. Ich habe dann an manchen Tagen nicht einmal die Kraft, aufzustehen und eine Tasse Kaffee zu trinken. Deshalb habe ich ein schlechtes Gewissen den Menschen gegenüber, die mich in der Klinik besuchen kommen. Denn ich bin dann einfach zu nichts zu gebrauchen. Mit diesen Worten wird mir das schlechte Gewissen genommen und ich weiß, dass ich keine tollen Angebote machen muss, um Besucher:innen zu unterhalten.

Um Schuldgefühle geht es auch in einem Satz, der Maik guttat: »Du bist krank, nicht schwach.« Als Begründung nennt er die »Loslösung von Gedanken an persönliches Versagen oder individuelle Schuld an der Situation.« Denn für eine Krankheit können wir nichts – und dieser Zuspruch kann in besonders schwierigen Momenten heilsam sein.

Mein Therapeut Johannes unterstreicht das. Da Menschen mit Depressionen sehr schnell unter Erwartungsdruck leiden, können Sätze wie: »Egal, wie es dir geht, egal, was du von dir hältst, für mich bist du die gleiche Person und ich schätze dich genauso wert, wie vorher«, den Druck herausnehmen.

»Ich weiß nicht, was du gerade fühlst. Magst du es mir beschreiben?«

Warum mir diese Worte helfen: Wenn mein Gegenüber offen zugibt, nicht zu wissen, was ich gerade fühle, gibt er:sie mir damit die Chance, selbst zu versuchen, mein Innenleben zu beschreiben. Ich weiß dann, dass die Person bereit ist, eigene Annahmen über Bord zu werfen und sich auf mich einzulassen. Ich weiß dann auch, dass die Person mich verstehen will, und das ist zehnmal wertvoller, als jede Person, die meint, schon zu wissen, wie es mir geht.

Es hilft, zwischen der Krankheit und der Person zu unterscheiden

Ralf antwortete in meiner Umfrage, dass ihm die folgenden Worte besonders gut getan haben: »Ich verstehe die Krankheit zwar nicht, aber ich sehe, dass du leidest und das tut mir sehr weh und sehr leid für dich.« Warum half ihm dieser Satz? »Weil er mich berührte und mir zeigt, dass die Empathie trotz Unverständnis da sein kann.«

Für einen guten Weg hält mein Therapeut Johannes die Idee, immer zwischen der Erkrankung und der Person zu unterscheiden. Er empfiehlt Formulierungen wie: »Nicht du bist scheiße, nicht dein Leben ist scheiße, sondern die Gefühle, die dir die Depression gibt.«

»Ja, was du gerade durchmachst, ist wirklich schlimm; das glaube ich dir.«

Warum mir diese Worte helfen: Wenn ich depressiv bin, fühle ich mich von der Welt abgeschnitten. In mir tobt die Hölle und sämtliche Triggerpunkte werden gleichzeitig gedrückt. Das ist für Außenstehende kaum nachvollziehbar und ich weiß das. Wenn in solchen Momenten eine Person bei mir ist, die mir zu verstehen gibt, dass meine Reaktion auf die Krankheit valide ist, fühle ich mich ein kleines bisschen weniger alleine.

Andrea schrieb als Antwort meiner Umfrage folgende Sätze: »Ich finde dich sehr stark, weil du zu deiner Krankheit stehst und so hart kämpfst.« Sie erklärt, warum diese Worte so wichtig sind: »Ich fühle mich wahrgenommen, meine nicht sichtbare Erkrankung von Dritten (endlich) ernst genommen. Mich akzeptiert, so wie ich grade bin: am Ende.«

Johannes empfiehlt, sich tatsächlich Zeit für ein Gespräch zu nehmen, zuzuhören und möglichst nicht das Thema zu wechseln. Schlecht ist auch, nicht wirklich zuzuhören und die Krankheit abzutun mit Sätzen wie: »Du warst ja schon immer ein bisschen unmotiviert.«

»Du fällst mir nicht zur Last. Denn ich sorge für mich.«

Warum mir diese Worte helfen: In einer Depression habe ich in den ersten Wochen ein Gefühl, das wir alle kennen: ein schlechtes Gewissen. Ich glaube dann, für alle Angehörigen zu viel, eine Bürde, eine Last zu sein. Dieses Gefühl ist ein Teil meiner Krankheit und deshalb nicht so einfach loszuwerden. Jedoch hilft es mir enorm, wenn ich diesen Satz zu hören bekomme, denn darin versteckt sich ein wichtiges Detail: Die Person sorgt für sich und ist deshalb in der Lage, meine Krankheit mitzutragen und auszuhalten.

Einen Schritt weiter geht ein Satz, den Bernd in der Umfrage schrieb: »Ich brauche dich!« Er begründete die wohltuende Wirkung wie folgt: »Ich komme in depressive Phasen, wenn ich das Gefühl der Bedeutungslosigkeit und der Sinnlosigkeit des Seins kriege.«

Sätze wie: »Nicht die Aktivitäten, die wir unternehmen, sind für mich entscheidend, sondern du als Person«, helfen laut meinem Therapeuten auch deshalb, weil hier die Person und die Krankheit nicht gleichgesetzt werden.

»Nimm dir so viel Zeit, wie du brauchst, um gesund zu werden.«

Warum mir diese Worte helfen: Von einer Grippe kann ich mich in sieben Tagen erholen. Eine Depression dauert bei mir plusminus sieben Wochen. Und obwohl ich weiß, dass das normal ist, habe ich permanent das Gefühl, mich mit dem Gesundwerden beeilen zu müssen und dass es nicht schnell genug vorangeht. Wenn ich dann den Eindruck bekomme, meine Kolleg:innen und Freund:innen melden sich nicht, solange ich nicht gesund bin, steigt der Druck. Deshalb kann mir so ein Satz eine enorme Last nehmen, das geht aber (wie bei allen anderen Sätzen auch) nur, wenn er auch so gemeint ist.

In eine ähnliche Richtung geht ein Satz, den Ina bei der Umfrage genannt hat: »Es ist okay, dass du grad nicht weiterweißt.« Wichtig ist hier, dass ihr Gegenüber keine Rechtfertigung und Erklärung verlangt. Da ist sie wieder, die Empathie, das Nicht-Verurteilen der Person.

Eine zupackende und ein bisschen humorvolle Art können guttun

Für schwierig hält Johannes Sätze wie: »Und? Wirkt es?«, oder: »Bist du schon geheilt?«, mit denen der Fortschritt des Betroffenen abgefragt wird. Johannes erklärte mir, dass für die Heilung einer Depression Zeit ein entscheidender Faktor ist. Dies könne man nicht abkürzen und deshalb würde es besonders guttun zu hören: »Nimm dir die Zeit, die du brauchst.«

»Komm, ich mach uns einen Kaffee. Zucker? Was? Hafermilch?«

Machen wir uns nichts vor, Depressionen sind der größte Scheiß. Sie lähmen Betroffene wie mich und machen meinem Umfeld nicht besonders gute Laune. Das zieht dann gleich mehrere Menschen nach unten, na, halleluja. Deshalb tut auch mir in diesen Zeiten eine zupackende, entscheidungsfreudige und ein bisschen humorvolle Art wirklich gut, weil meine Krankheit auf sympathische Art und Weise ignoriert wird. Und dadurch habe ich das Gefühl, auch drüberstehen zu können.

»Ich komme jetzt zu dir.« Dieser doch sehr an eine konkrete Handlung geknüpfte Satz half Katja. Warum? »Weil das etwas Licht brachte.« Manchmal müssen es gar nicht viele Worte sein, um einer betroffenen Person etwas Gutes zu tun.

Abschließend meinte mein Therapeut: »Ich denke, dass es für Angehörige wichtig zu verstehen ist, dass Depressive nicht nicht wollen, sondern nicht können. Und das Schwierigste ist wahrscheinlich, geduldig zu bleiben und nicht zu viel zu erwarten.«

Was die direkte Ansprache betrifft, ergänzte Johannes: »Es ist einfacher, in ein Fettnäpfchen zu treten, als einen klugen empathischen Kommentar abzugeben, der von Herzen kommt.«

Wir müssen sorgsam miteinander umgehen

Zum Abschluss hier noch eine Erkenntnis aus meinem Gespräch mit Leonhard Schilbach. Ich habe ihn gefragt, welche Eigenschaften er bei den Angehörigen von Patient:innen sieht, die besonders gut mit ihren Liebsten umgehen.

»Das sind Angehörige, die wirklich den Mensch im Blick haben, die sagen, das belastet und bedrückt uns auch – und das belastet uns vor allem auch für die geliebte Person. Das ist die Haltung. Das merkt man daran, wie der Kontakt gehalten wird, dass die betreffende Person auch ihren Raum hat, dass klar ist, wir stehen zur Verfügung, müssen aber auch nicht jeden Tag vorbeikommen. Dass die betroffene Person weiß: Angehörige halten die Stange, sind weiter an meiner Seite, und begleiten mich auf dem Weg aus der Depression heraus.«

Und er sagte mir das beste Fazit für diesen Text: »Wenn eine psychische Erkrankung etwas Positives haben kann, dann ist es, dass sie uns daran erinnert, dass wir einander als Personen begegnen. Personen, die nicht nur aus Stärken bestehen, die nicht nur wahnsinnig tolle Leistungen erbringen, sondern auch verwundbar sind. Wir sind verletzlich, weil unsere Seele so gemacht ist – und das bedeutet, dass wir miteinander als Personen sorgsam umgehen müssen.«

Zu viele nehmen sich das Leben – darüber müssen wir reden

Wir sollten besser nicht über Suizid sprechen, denken viele. Aber damit lassen wir Menschen allein. Ich weiß aus Erfahrung: Dieses Schweigen ist das Schlimmste.

Ich bin ein Überlebender. Denn ich habe mehrere suizidale Krisen überwunden, in denen der Wunsch, mein Leben zu beenden, sehr stark war. Nein, versucht habe ich es nicht – und auch nicht geplant. Jedoch kenne ich dieses Gefühl, den Schmerz des Lebens nicht mehr länger zu ertragen und nach einem Ausweg zu suchen. Ich habe einen Ausweg gefunden. Es ist das Leben. Und nicht der Suizid.

Dieses Thema begleitet mich seit meiner Kindheit; das erste Mal suizidal war ich im Alter von zwölf Jahren. Später habe ich den Begriff in verstaubten Psychologie-Büchern meiner Eltern nachgeschlagen. Als wir in der neunten Klasse im Deutschunterricht von Drogenabhängigkeit sprachen, schnippte ich mit dem Finger und fragte: Kann man davon auch suizidal werden? Unser Klassenlehrer bejahte leicht irritiert meine Frage und wechselte dann das Thema. Niemand sprach damals von Suizid. Oder Depressionen.

Die gehören in meinem familiären Umfeld dazu. Nicht depressiv zu sein, ist die Ausnahme in meiner Familie. 2018 suizidierte sich meine Cousine, mit der ich in meiner Kindheit jedes Jahr die Sommerferien verbrachte. Und es sticht heute noch, wenn ich diese Worte schreibe, denn sie fehlt mir.

Wir können es uns nicht leisten, nicht über Suizid zu sprechen

Du siehst: Ich komme um dieses Thema nicht herum. Für mich gehört es zum Leben, genauso selbstverständlich wie für andere Trennungen zu ihrem Liebesleben. Es tut weh, und trotzdem ist es unvermeidbar, sich damit auseinanderzusetzen. Doch auch für andere ist Suizid allgegenwärtig, auch, wenn du es gerade nicht siehst. Ein Beispiel? Ich habe drei.

1. 2018 suizidierten sich laut Statistischem Bundesamt 9.396 Menschen. Damit sterben in Deutschland mehr Menschen durch Suizid als durch Verkehrsunfälle, Drogen, Mord und HIV zusammen.

2. Jeden Tag nehmen sich in Deutschland durchschnittlich mehr als 25 Menschen das Leben.

3. Fachleute schätzen, dass alle fünf Minuten jemand versucht, sich das Leben zu nehmen.[18]

---

18 Die Zahl habe ich dem Beitrag entnommen: Tanja Fieber: Suizidprävention: Zahlen und Fakten über Suizid. Auf: https://www.br.de (abgerufen am 10.11.2021).

Ja, Shit, oder? Wir müssen also über das Thema sprechen. Und es ist zugegebenermaßen schwer, den Anfang zu machen, also das erste Wort zu sagen. Ich glaube, dass Medien den ersten Schritt machen müssen, denn sie haben unter anderem intellektuelle Macht. Damit meine ich, dass sie selbst Themen setzen können, über die ihre Leser:innenschaft nachdenkt und auch spricht.

Viele Medien scheuen davor zurück, über Suizid zu schreiben. Das hat gute Gründe, denn sie haben Angst vor dem sogenannten Werther-Effekt, auf den ich später eingehen werde. Und ganz ehrlich: Ich kann es verstehen, wenn Journalist:innen und ganze Redaktionen Befürchtungen haben, die sie vor einer Veröffentlichung zurückschrecken lassen.

Aber: Ich sehe das anders. Wir dürfen dieses Thema auf gar keinen Fall totschweigen und damit tabuisieren. Ganz im Gegenteil. Wir müssen darüber schreiben, sprechen, berichten. Vor allem geht es aber auch um das Wie.

Die Gründe für Suizid sind nicht sofort erkennbar

Aber eins nach dem anderen. Warum nehmen sich Menschen eigentlich das Leben? Die naheliegende Vermutung ist, dass sie an herausfordernden Lebenssituationen, wie Jobverlust, Trennung oder dem Tod eine:r Geliebten verzweifeln.

Nope.

»Die wichtige Botschaft lautet, dass Suizid in den meisten Fällen nicht Folge von schwierigen Lebensumständen, sondern einer psychischen Erkrankung ist, die zu einer völlig verzerrten Realitätssicht führt – am häufigsten ist das die Depression.«

Das sagt nicht irgendjemand, sondern Ulrich Hegerl, Professor für Psychiatrie an der Goethe-Universität Frankfurt am Main und Vorsitzender der Stiftung Deutsche Depressionshilfe. Hegerl spricht hier einen wichtigen Punkt an, denn bis zu 90 Prozent der Menschen, die sich suizidieren, leiden an einer psychiatrischen Erkrankung: Suchtprobleme, Essstörungen, schizophrene und manisch-depressive Erkrankungen, auch Angststörungen. Doch den Großteil machen mit bis zu 50 Prozent Depressionen aus.

Wenn wir diesen Punkt wirklich ernst nehmen wollen, dann können wir nicht einfach weiterlesen. »Gut, abgehakt, verstanden.« Diese Erkenntnis hat Konsequenzen, die wir auf den ersten Blick übersehen könnten. Psychische Erkrankungen haben in allererster Linie überhaupt gar nichts mit widrigen Lebensumständen zu tun, die dem Suizid vorausgehen.

Aber 95 Prozent der Bevölkerung glauben laut Deutscher Depressionshilfe, dass die Ursachen für Depressionen Überforderungen, Schicksalsschläge, Partnerschaftskonflikte und körperliche Erkrankungen sind. 95 Prozent? Nun, das sind fast alle. Wir haben hier also Nachholbedarf.

Die Veranlagung spielt bei Depressionen eine entscheidende Rolle

Ulrich Hegerl sagte mir am Telefon, dass von den meisten Menschen Depression für eine schlimmere Stressreaktion gehalten wird. Depression sei aber eine ziemlich eigenständige Erkrankung. Wenn man die Veranlagung dafür hat, rutscht man immer wieder rein, auch, wenn es einem von außen betrachtet gut geht. Ohne diese Veranlagung werden Menschen nicht depressiv erkranken, auch wenn ihnen das Leben noch so bitter mitspielt.

Wow. Als mir Dr. Hegerl diese Worte am Telefon sagte, hatte ich ein echtes Aha-Erlebnis. Ich bin zwar Reporter für psychische Gesundheit und selbst Betroffener, dachte also folglich, ich würde mich mit meiner Krankheit ganz gut auskennen. Aber wenn ich ehrlich bin, verstehe auch ich meine Krankheit zum Teil noch als etwas schlimmere Stressreaktion. Dass ich bei einer Veranlagung dafür aber gar nichts kann, das ist für mich sehr entlastend.

Doch Hegerl geht noch einen Schritt weiter: »Depressionen sind Erkrankungen wie andere auch und sie verändern die Hirnfunktionen«, sagt er. Die Betroffenen empfinden dann keine Freude mehr, haben Probleme beim Schlafen und sind dauerhaft angespannt. Sie spüren keinen Appetit mehr und vieles gerät aus dem Gleichgewicht. Bei einer manisch-depressiven Erkrankung können sich diese Hirnfunktionen abrupt ändern und Menschen kippen über Nacht von einer Depression in eine Manie – und sind plötzlich übertrieben optimistisch und voller Energie.

Und daran erkennen wir, dass es bei psychischen Erkrankungen einen Krankheitsmechanismus gibt, der nicht irgendeine Reaktion auf schwierige Lebensumstände ist. Auch Hegerl habe viele Jahre gebraucht, um zu verstehen, wie eigenständig diese Erkrankung ist. Und Suizidalität sei eben ein Diagnosekriterium der Depression. Er führt aus: »Man kann Depressionen jedoch gut behandeln. Und wenn die Depressionen abklingen, dann klingen auch die suizidalen Impulse ab.«

Ha! Weil es so schön ist, gleich nochmal: Depressionen können gut behandelt werden – und wenn sie abklingen, dann klingen suizidale Impulse ab. Ich weiß ja nicht, wie es dir, liebe:r Leser:in geht, aber ich finde die letzten beiden Sätze sehr beruhigend. Es ist ein erster Hoffnungsschimmer.

Wichtig ist, sich als betroffene Person in Behandlung zu begeben. Doch wer ist dafür eigentlich zuständig? Psychologen? Neurologen? Heilpraktiker oder gar der Coach?

Der Ansprechpartner sind hier **Psychiater:innen, also Fachärzt:innen**. Daneben gibt es die **Psychotherapeut:innen**. Die meisten Patient:innen werden jedoch von ihren **Hausärzt:innen** mit Antidepressiva behandelt – das sind also die drei Anlaufstellen in der akuten Krisensituation.

Die Medien müssen sich ihrer Verantwortung bewusst werden

Ellen von den Driesch ist Soziologin und findet, dass die »Forschung auf dem Gebiet der Suizidalität durchaus auch etwas sehr Positives mit sich bringt.« Wie bitte? Ja, und zwar »weil es mir die Endlichkeit des Lebens vor Augen führt. Ab dem Zeitpunkt der Geburt ist für alle klar, dass das Leben auch ein Ende hat und wir entscheiden, was wir in der Zwischenzeit tun«, sagte sie mir, als ich sie anrief.

Sie beschäftigt sich in ihrer Forschung mit der Entstehung von Suizidraten. Sie schrieb ihre Doktorarbeit über Suizidstatistiken in der DDR, die von Behörden seit den 1970er Jahren verschärft unter Verschluss gehalten wurden – und die sie wieder entdeckt hat. Anhand dieser Daten konnte sie eine Analyse über die Geschichte des Suizids in der DDR schreiben, die auch als Buch erschienen ist.

Von den Driesch beschäftigte sich deshalb mit der DDR, weil es das Land in Europa war, das die höchsten Suizidraten hatte. Und das aus einem ganz bestimmten Grund: In Regionen, in denen Suizidprävention unterbunden wird, wie es unter anderem auch in der DDR der Fall war, nehmen sich mehr Menschen das Leben. Allerdings war das nicht der einzige Grund für die hohen Suizidraten des Landes. Bereits Ende des 19. Jahrhunderts faszinierten die hohen Suizidraten im heutigen Thüringen und Sachsen die Suizidforscher. Und auch zum Zeitpunkt der Grenzziehung zwischen BRD und DDR lag die Zahl der Suizide in den Regionen der späteren DDR über den Raten der BRD.

Solange das Thema tabuisiert werde, seien auch die Suizidraten hoch, sagte von den Driesch mir. Das liege auf der Hand. Auch heute noch. »Gerade dieses Schweigen über bestimmte Themen ist ein fast ohrenbetäubendes Schweigen. Man spricht einfach nicht darüber. Es wird auch deshalb in den Medien kaum angesprochen, weil man vom Werther-Effekt ausgeht. Das heißt: Sobald man darüber spricht, steigen die Suizidraten.«

Der Werther-Effekt zeigt nur eine Seite der Medaille

Der Werther-Effekt bezieht sich auf Goethes Roman »Die Leiden des jungen Werther«, in dem sich der Protagonist am Ende der Erzählung das Leben nimmt. Die Veröffentlichung im Jahr 1744 soll eine sogenannte Suizidwelle ausgelöst haben – über deren Existenz sich Fachleute bis heute streiten.

Die These dahinter: Sobald man in der Öffentlichkeit über Suizid spricht, provoziert das neue Suizide. Mittlerweile gut belegt ist tatsächlich, dass sensationsträchtige Darstellungen von Suizid in Medien zu sogenannten Imitationssuiziden führen. So stieg nach der reißerischen Berichterstattung über den Suizid des Schauspielers Robin Williams im Jahr 2014 die Suizidrate in den USA um zehn Prozent an.

Soziologin von den Driesch hat allerdings ihre Zweifel an der Theorie. »Der Werther-Effekt ist eine umstrittene

These, denn es gibt auch einen Papageno-Effekt. Hier geht man davon aus, dass es eine Schutzfunktion haben kann, wenn wir über Suizid in Verbindung mit Hinweisen auf Hilfsangebote sprechen.«

Papawhat? Der Papageno-Effekt ist das genaue Gegenteil des Werther-Effekts. Papageno ist ein Protagonist in Mozarts Oper »Die Zauberflöte«, der eine suizidale Krise überwinden kann und sich nicht das Leben nimmt. Man weiß heute, dass es einen Zusammenhang zwischen Berichten gibt, die sich auf die Bewältigung von suizidalen Krisen fokussieren, und einem Rückgang von Suizidraten.

Das bedeutet ganz konkret: Beim Schreiben über Suizid ist das Wie entscheidend.

Hier möchte ich kurz eine Denkpause einlegen. Denn auch beim Schreiben dieses Kapitels musste ich immer wieder durchatmen, Pausen machen und zwischendurch eine Runde um den Block spazieren. Das Thema Suizid ist mir sehr wichtig; ich habe lange gewartet, bis ich darüber schreiben konnte.

Wenn Menschen so krank sind, dass sie dieses Leben nicht weiter ertragen – und ich darüber schreibe – dann macht das auch etwas mit mir. Ich bin fast immer innerlich bewegt, wenn ich darüber nachdenke. Mit diesem Text möchte ich dazu beitragen, dass Menschenleben, die auf der Kippe stehen, gerettet werden können. Darum geht es hier. Darum geht es mir.

Und jetzt zurück zur Soziologin. Sie sagte mir, wann es wirklich einen Werther-Effekt geben kann. Nämlich dann, wenn Medien eine hohe Identifikation mit einer Person schaffen, die Suizid begangen hat.

Detaillierte Szenen von Suizid können die Suizidraten in die Höhe treiben

»Es gab eine Fernsehserie in den 1980er Jahren, die hieß ›Tod eines Schülers‹, bei der in der ersten Szene ein Schüler gezeigt wurde, der einen Bahn-Suizid begangen hat. Die Suizidrate unter Jungen im gleichen Alter – die sich mit dieser Person identifiziert haben – ist im Hinblick auf Bahnsuizide angestiegen«, meint von den Driesch.

Das heißt: Medien sollen auf gar keinen Fall ein Einzelschicksal so stark beschreiben, dass sich Menschen mit dem Protagonisten identifizieren. Da haben wir ihn also wirklich, den Werther-Effekt. Und den können wir umdrehen, wenn über eine Person berichtet wird, die eine suizidale Krise gemeistert hat. In diesem Fall ist die Identifikation mit der Person also heilsam.

An dieser Stelle möchte ich kurz *die Medien* definieren. Ich meine damit nicht nur große Verlagshäuser, Magazine und Zeitungen. Ich meine auch uns, wenn wir twittern, facebooken oder auf Insta Fotos teilen. Wir alle tragen eine Verantwortung dafür, wie wir über dieses sensible Thema schreiben.

Die Stiftung Deutsche Depressionshilfe hat hierfür einen Medienguide veröffentlicht[19]. Darin finden sich Empfehlungen für die Berichterstattung über Suizid – eine Art Anleitung dafür, wie Journalist:innen Imitationssuizide verhindern können.

Hier der vollständige Überblick:

Nachahmung setzt Identifikation voraus. Diese Gefahr steigt, wenn:

- durch Titelgeschichten, Schlagzeilen und Fotos Aufmerksamkeit erregt wird
- die Begriffe Selbstmord, Suizid und Freitod in der Überschrift vorkommen
- die Suizidmethode detailliert beschrieben wird
- ein leicht zugänglicher Ort beschrieben oder gar mystifiziert wird
- das soziale Umfeld, die Identität und die Motive ergreifend beschrieben werden
- der Suizid positiv bewertet, glorifiziert oder romantisiert wird
- der Suizid als nachvollziehbare Reaktion oder als einziger Ausweg bezeichnet wird
- das Opfer eine prominente Person ist.

---

19 Stiftung Deutsche Depressionshilfe: Empfehlung zur Berichterstattung über Suizid. Wie Journalisten Nachahmungstaten verhindern können. Leipzig 2000.

Die Nachahmungsgefahr sinkt, wenn:

- der Suizid als Folge einer Erkrankung (zum Beispiel Depression) dargestellt wird, die erfolgreich hätte behandelt werden können
- alternative Problemlösungen und Fälle von Krisenbewältigung aufgezeigt werden
- Helplines und Hilfekontakte angegeben werden
- Expertenmeinungen eingeholt werden
- Hintergrundinformationen zum Krankheitsbild Depression gegeben werden
- über die Arbeit professioneller Helfer berichtet wird.

Diesen Guide sollten meiner Meinung nach alle Journalist:innen auswendig können. In jeder noch so kleinen Redaktion sollten die Empfehlungen an der Wand hängen. Denn ich erinnere mich an reißerische Berichte über den Suizid von Prominenten, die genau diese Kriterien erfüllen. Und ich finde die Form der Berichterstattung tatsächlich ekelhaft, weil sie aus dem tragischen Tod eines Menschen eine voyeuristische Seifenoper macht, die nichts anderes im Sinn hat, als Klick- oder Verkaufszahlen in die Höhe zu treiben.

Wie du, liebe:r Leser:in, vielleicht merkst, habe ich auch eine Portion Wut im Bauch. Denn wenn Medien und einzelne Personen auf Social Media ihre intellektuelle Macht richtig einsetzen, dann können Suizide vermieden und damit Menschenleben gerettet werden. Wer das weiß und trotzdem weitermacht wie bisher, handelt in meinen Augen grob fahrlässig und wird seinem Beruf nicht gerecht.

Weil ich es besser machen will, habe ich von den Driesch gefragt, was in einem Text über Suizid nicht fehlen darf. Sie sagt:

»Es muss deutlich werden, dass es Hilfsangebote gibt und Suizid nicht die einzige Lösung ist. Dass es erschreckend ist, wie viele Menschen sich suizidieren. Es muss klar werden, dass Suizid keine natürliche Todesursache ist. Wenn ich eine Herz-Kreislauf-Erkrankung habe und daran sterbe, habe ich keinen großen Einfluss darauf. Aber man hat einen Einfluss darauf, ob Suizid begangen wird oder nicht – und man kann es vermeiden.«

In akuten Momenten können wir Betroffene unterstützen

Puh. Viel Theorie, oder? Werden wir mal praktisch: Wie gehe ich vor, wenn ich bei einer Freundin den Verdacht habe, sie könnte suizidal sein? Sollte ich das ansprechen? Psychiater Hegerl sagt: »In jedem Fall. Einfach von den eigenen Gefühlen ausgehen. Ich mache mir Sorgen um dich. Ich schaue da nicht zu und jetzt holen wir Hilfe.«

In solchen Momenten – das kenne ich von meinen allerersten Episoden – ist zügige professionelle Hilfe am allerwichtigsten. Depressive sind oft hoffnungslos, erschöpft und haben Schuldgefühle. Dann kann es lebensrettend sein, wenn eine Freundin das Telefon in die Hand nimmt. Weil das so wichtig ist, nenne ich im Anhang des Buches noch einmal die drei Anlaufstellen für den Notfall.

Ein großes Problem sieht Soziologin von den Driesch bei der Gruppe der Älteren und Alten. In dieser Altersgruppe sei die Suizidrate am höchsten. Und sie hat recht. Ab 80 Jahren steigt diese bis um das Fünffache.

Sie ist überrascht darüber, dass es keine Kampagnen dafür gibt, die auf eine verstärkte Fürsorge für alte Menschen hinweisen. Darauf, wie wichtig es ist, die Großeltern öfter zu besuchen oder mal anzurufen, spontan vorbeizufahren, falls möglich. Gerade weil die Älteren oft mit ihrem Leben allein fertig werden müssen und sich einsam fühlen. »Ich bin einfach geschockt davon, dass wir hinnehmen, dass so viele sterben.«

Frauen nehmen Hilfsangebote öfter an als Männer

Wie können wir das verhindern? Es ist unwahrscheinlich, dass ältere Menschen mit jemandem chatten oder telefonieren wollen, wenn sie über Suizid nachdenken. Lasst uns also daran denken: Es ist wichtig, die Alten und Älteren nicht zu vergessen.

Von den Driesch sagt, dass vor allem Frauen Hilfsangebote in Anspruch nehmen. Sie klären Probleme auch eher mit ihren engeren sozialen Netzwerken als Männer. Bei ihnen sind diese Netzwerke zwar oft deutlich größer, aber zum Teil auch viel zerbrechlicher.

Deswegen habe ich eine Bitte und zwar an alle Freundinnen und Freunde von Männern, bei denen ihr bemerkt oder vermutet, dass es ihnen schon länger nicht gut geht, die das aber nicht ausdrücken können. Fragt einfach nach, schreibt eine Nachricht : »Wie geht es dir eigentlich?« Denn wenn es Angebote gibt, egal welche, dann sinken, laut der Soziologin, auch die Suizidraten.

Für mich ist Soforthilfe wichtig, wenn es mir zusehends schlechter geht. Bei mir kommt eine Depression relativ schnell (innerhalb von Stunden). Oft lassen Suizidgedanken dann nicht lange auf sich warten. Wenn ich das spüren kann, rufe ich meinen besten Freund an, packe währenddessen meinen Rucksack und laufe in die Klinik. Wenn ich angekommen bin, sage ich meinem Freund: »Ich bin jetzt da.« Ich gehe zur Rettungsstelle und sage diesen einen Satz: »Ich habe eine depressive Episode mit suizidalen Gedanken und ich bleibe heute hier.«

Allerdings wohnt nicht jeder wie ich in Berlin. Auf dem Land sind Kliniken oft viel weiter weg und deshalb ist es sinnvoll, auch im Jahr 2021 die Telefonseelsorge anzurufen, wenn man suizidale Gedanken hat, erklärt mir von den Driesch.

Es ist Zeit für eine Veränderung

Von den Driesch hat eine klare Forderung an die Politik:

»Jedes Jahr nehmen sich Menschen das Leben, letztes Jahr waren es ›nur‹ 9.000, aber das ist eine enorme Zahl, die einfach nicht thematisiert wird. Es muss Geld in die Hand genommen werden für Präventionskampagnen. Und auch für den Ausbau von schnell erreichbaren und niedrigschwelligen Hilfsangeboten, beispielsweise der Psychotherapie. Es ist erschreckend zu sehen, wie wenig Geld aus dem Bundeshaushalt dafür ausgegeben wird. Das steht in keinem Verhältnis zu der Anzahl der Suizidtoten.«

Für mich steht jetzt erst recht fest, was ich tun muss. Ich werde mich weiter mit dem Thema Suizid beschäftigen und darüber schreiben. Weil ich selbst Überlebender bin, sehe ich darin auch eine Verantwortung denen gegenüber, deren Leben gerettet werden kann. Auf gut deutsch: Ich werde nicht die Klappe halten, sondern das Thema immer wieder auf den Tisch bringen. Ich werde als Reporter für psychische Gesundheit über Depressionen schreiben und nicht hinnehmen, dass jedes Jahr Tausende Menschen sterben.

Und obwohl mir Depressionen oft das Leben schwer machen, bin ich extrem froh darüber, dass ich meine suizidalen Krisen überstanden habe. Ich hätte so viel verpasst, wäre es anders gekommen!

Heute kann ich lachen, lieben, musizieren, vermissen, genießen, mich versöhnen, trauern, fotografieren und schreiben. Ganz viel schreiben. Zum Beispiel über Suizidprävention.

Let's do this.

Anhang

Hilfe finden

Hier findest du Hilfe bei Depressionen

Anlaufstellen für den Notfall:

Psychiater:innen, Psychotherapeut:innen und Hausärzt:innen. Im Zweifel empfehle ich, den Notdienst (in Deutschland die 112) anzurufen.

Wenn man selbst betroffen ist, gibt es die Telefonseelsorge unter den Nummern 0800 111 0 111 oder 0800 111 0 222. Der Anruf ist kostenlos und erscheint nicht auf der Telefonrechnung.

Für Kinder und Jugendliche gibt es es die Onlineberatung Youth-Life-Line (https://www.youth-life-line.de) und Montag bis Samstag von 14 bis 20 Uhr die Nummer gegen Kummer: 0800 1110333 und die 116111.

Informationen und Hilfe bekommst du auch beim Info-Telefon Depression der Deutschen Depressionshilfe unter der Nummer 0800 3344533.

Selbsthilfegruppen in deiner Nähe findest du am besten über die örtlichen Selbsthilfekontaktstellen, die es fast überall in Deutschland gibt. Die Adresse kannst du bei der Nationalen Kontakt- und Informationsstelle zur Anregung und Unterstützung von Selbsthilfegruppen (NAKOS) bekommen:
http://www.nakos.de
Otto-Suhr-Allee 115
10585 Berlin

Telefon: 030 31018960

Fax: 030 31018970

E-Mail:selbsthilfe@nakos.de

Ein weiterer Anlaufpunkt ist die Bundesarbeitsgemeinschaft (BAG) Selbsthilfe. Sie ist die Dachorganisation von über 100 Organisationen behinderter und chronisch kranker Menschen und ihrer Angehörigen. Sie vertritt die Interessen der Betroffenen und setzt sich für sie ein.

https://www.bag-selbsthilfe.de

Kirchfeldstraße 149

40215 Düsseldorf

Telefon: 0211 310060

Fax: 0211 3100648

E-Mail: info@bag-selbsthilfe.de

Angebote für Angehörige findest du auch über die örtlichen Selbsthilfekontaktstellen oder über den Bundesverband der Angehörigen psychisch Kranker (BApK):

https://www.bapk.de

Oppelner Straße 130

53119 Bonn

Telefon: 0228 71002400

Fax: 0228 71002429

E-Mail: bapk@psychiatrie.de

Dort kann man auch Informationen über Anlaufstellen in den einzelnen Bundesländern bekommen. Selbsthilfeberatung der BApK

0180 5950951 oder 0228 71002424

E-Mail-Beratung: seelefon@psychiatrie.de

Hier findest du Hilfe bei Mobbing

Anlaufstellen für den Notfall und akut Betroffene:

Die Nummer gegen Kummer ist eine kostenlose Telefon-hotline, die Kinder, Jugendliche und Eltern anspricht, auch bei Mobbing in den sozialen Medien:
116111 (montags bis samstags von 14 bis 20 Uhr),
Elterntelefon: 0800 111 0 550 (montags bis freitags von 9 bis 11 Uhr, dienstags und donnerstags zusätzlich von 17 bis 19 Uhr).

Eine Online-Hilfe per Chat bietet die Bundeskonferenz für Erziehungsberatung an. Hier können sich Kinder und Jugendliche mit Gleichaltrigen über ihre Probleme austauschen und sich gegenseitig helfen, Eltern können auch Einzelchats mit Expert:innen führen:
https://www.bke-beratung.de/~run/

Fortbildungsprogramme:

»Wir wollen mobbingfrei«
https://www.du-doof.org/team

Olweus-Programm
https://www.bwstiftung.de/de/programm/olweus-mob-bing-praeventions-programm

Kiva
https://www.kivaprogram.net/

Die Nationale Versorgungsleitlinie Depression: Diese Leitlinie wurde vom Ärztlichen Zentrum für Qualität in der Medizin erstellt und stützt sich auf wissenschaftliche Erkenntnisse aus vielen medizinischen Studien. Diese Leitlinie richtet sich an Fachleute.
https://www.leitlinien.de

Es gibt aber auch eine **Version für uns Patienten**, die verständlich informiert und in der sich viele konkrete Hinweise und Tipps finden lassen, zum Beispiel über Selbsthilfegruppen.
https://www.patienten-information.de/patientenleitlinien

Danksagung

Dieses Buch ist nur deshalb entstanden, weil mich sehr viele Menschen dabei unterstützt haben. Und zwar:

- Susan Mücke, die das Buch mit viel Elan feingeschliffen und produziert hat
- Silke Jäger, die viele meiner Texte mit dem aktuellen wissenschaftlichen Stand ergänzte
- Leon Fryszer, der meine Idee, bei Krautreporter ein Buch über meine Krankheit zu veröffentlichen, möglich machte
- Theresa Bäuerlein, Lisa McMinn und Philipp Daum für die Redigatur meiner Texte, bevor sie ihren Weg in dieses Buch fanden
- Johannes L., mein Psychotherapeut, der mich bei der Entstehung der Texte fachlich beraten hat.

Eine Hörfassung aller Beiträge im Buch findest du unter krautreporter.de/pages/meine-depression.

Verstehe die Zusammenhänge

Viele Menschen beschäftigt ein Problem: Wir sind besser informiert als je zuvor, aber wir verstehen immer weniger. Wir sehen den Wald vor lauter Bäumen nicht mehr. Krautreporter ist ein unabhängiges, werbefreies Magazin in Berlin. Unsere Mission: Wir helfen unsere Mitgliedern, die Zusammenhänge des aktuellen Geschehens in Politik und Gesellschaft besser zu verstehen. Wir erzählen die Geschichten hinter den Nachrichten – mit Ruhe, Sorgfalt und Zeit für gründliche Recherche.

Im vielfach ausgezeichneten Krautreporter-Team arbeiten Reporter, Designer, Rechercheure, Software-Entwickler und Fotografen zusammen, um unsere Vision von einem anderen Journalismus zu verwirklichen, und helfen unseren Mitgliedern, die Zusammenhänge zu verstehen.

Dabei schätzen wir das Wissen unserer Mitglieder und arbeiten auf Augenhöhe mit ihnen zusammen.

Tausende Mitglieder ermöglichen Krautreporter. Werde auch du jetzt Mitglied auf krautreporter.de.

Was Krautreporter anders macht

Wir sind unabhängig. Wir gehören keinem Medienkonzern. Krautreporter ist ausschließlich von seinen Mitgliedern finanziert und getragen von der Genossenschaft.

Zeit für Qualität. Wir nehmen uns ausreichend Zeit und unsere Beiträge sind ausreichend lang, um ein Thema wirklich zu durchdringen. Unsere Reporter:innen arbeiten mit der Ruhe und der Sorgfalt, die für Journalismus nötig sind.

Dein Expertise-Netzwerk. Krautreporter-Mitglieder sind Teil der Redaktion. Wir nutzen das Wissen und die Expertise unserer Community und arbeiten mit ihr zusammen.

Das bekommst du bei Krautreporter:

- Jeden Tag ein Hintergrundstück aus Politik und Gesellschaft.
- Schalte Krautreporter-Artikel für deine Freunde frei.
- Entspanntes Lesen auf einer vollständig werbefreien Plattform.

Weitere Informationen findest du auf krautreporter.de